Dr. Michael Wolzt
Silvia Feffer-Holik

Krank trotz gesunder Ernährung

Gluten-, Laktose-, Fruktose-,
Histamin-Intoleranz

W0111011

GOLDMANN

Alle Ratschläge in diesem Buch wurden von den Autoren und vom Verlag sorgfältig erwogen und geprüft. Eine Garantie kann dennoch nicht übernommen werden. Eine Haftung der Autoren beziehungsweise des Verlags und seiner Beauftragten für Personen-, Sach- und Vermögensschäden ist daher ausgeschlossen.

Der Verlag weist ausdrücklich darauf hin, dass im Text enthaltene externe Links vom Verlag nur bis zum Zeitpunkt der Buchveröffentlichung eingesehen werden konnten. Auf spätere Veränderungen hat der Verlag keinerlei Einfluss. Eine Haftung des Verlags für externe Links ist daher ausgeschlossen.

MIX
Papier aus verantwortungsvollen Quellen
FSC® C014496

Verlagsgruppe Random House FSC® N001967

1. Auflage
Vollständige Taschenbuchausgabe Oktober 2017
Wilhelm Goldmann Verlag, München,
in der Verlagsgruppe Random House GmbH
© 2017 der Taschenbuchausgabe
Wilhelm Goldmann Verlag, München,
in der Verlagsgruppe Random House GmbH,
Neumarkter Straße 28, 81673 München
© 2013 der Originalausgabe Verlagshaus der Ärzte GmbH, Wien
Umschlag: UNO Werbeagentur, München
Fotos: S. 12, 52, 172: Mag. Martin Schrampf; S. 18 (Sigrid Roßmann), 22 (Re.Ko.), 60 (BrandtMarke), 82 (Utaahhh), 106 (www.JenaFoto24.de), 128 (Mike Notebrock), 150 (Kurt Michel), 164 (BrandtMarke), 170 (Henrik G. Vogel): www.pixelio.de
Satz: Uhl + Massopust, Aalen
Druck und Bindung: GGP Media GmbH, Pößneck
KW · Herstellung: IH
Printed in Germany
ISBN 978-3-442-17683-0
www.goldmann-verlag.de

Besuchen Sie den Goldmann Verlag im Netz:

Inhalt

Vorwort

Wenn die Verdauung rebelliert …

Oft trifft es jene, die sich besonders gesund ernähren möchten: Sie reagieren nach dem Genuss von rohem Obst, milch- oder »zuckerfreien« Produkten mit Bauchkrämpfen, Blähungen, Durchfällen, starker Müdigkeit oder Migräne. Ihr Verdauungssystem kapituliert vor bestimmten Inhaltsstoffen und schafft es nicht, diese zu verwerten. In Österreich ist nahezu jeder Dritte betroffen, besonders häufig verursachen Milchzucker, Fruchtzucker und histaminhaltige Lebensmittel Probleme.

Als mögliche Ursachen orten Experten ein Überangebot an exotischen Lebensmitteln sowie die zunehmende industrielle Verarbeitung unserer Nahrung. Das Verdauungssystem ist mit einer Fülle von Geschmacksverstärkern, Konservierungsstoffen und künstlichen Zusatzstoffen konfrontiert und vielfach überfordert. Ein Enzymmangel kann die Beschwerden zusätzlich verstärken.

Bis die Stoffwechselstörung »Nahrungsmittelunverträglichkeit« erkannt wird, haben Patienten oft einen langen Leidensweg hinter sich. Die Symptome sind von Mensch zu Mensch sehr unterschiedlich ausgeprägt und passen zu mehreren Krankheitsbildern, wie z. B. dem Reizdarmsyndrom, das häufig auf einer Intoleranz basiert. Aber auch eine Nahrungsmittelallergie, bei der das Immunsystem beteiligt ist, sollte durch Tests ausgeschlossen werden.

Nehmen Sie dieses Buch zum Anlass, Ihren Beschwerden

auf den Grund zu gehen und die wirklichen Auslöser zu finden. Oft reichen schon ein Diätplan und die Zufuhr bestimmter Enzyme, damit es Ihnen wieder besser geht.

Auf den folgenden Seiten werden die mannigfaltigen Formen der Nahrungsmittelunverträglichkeiten praxisnah erklärt – mit Anleitungen zu einer präzisen Diagnose. Sie können Ihrem Arzt im Vorfeld viel dabei helfen, wenn Sie ein Ernährungsprotokoll führen. Denn oft ist Detektivarbeit notwendig, um den wahren Übeltätern Ihrer Beschwerden auf die Spur zu kommen …

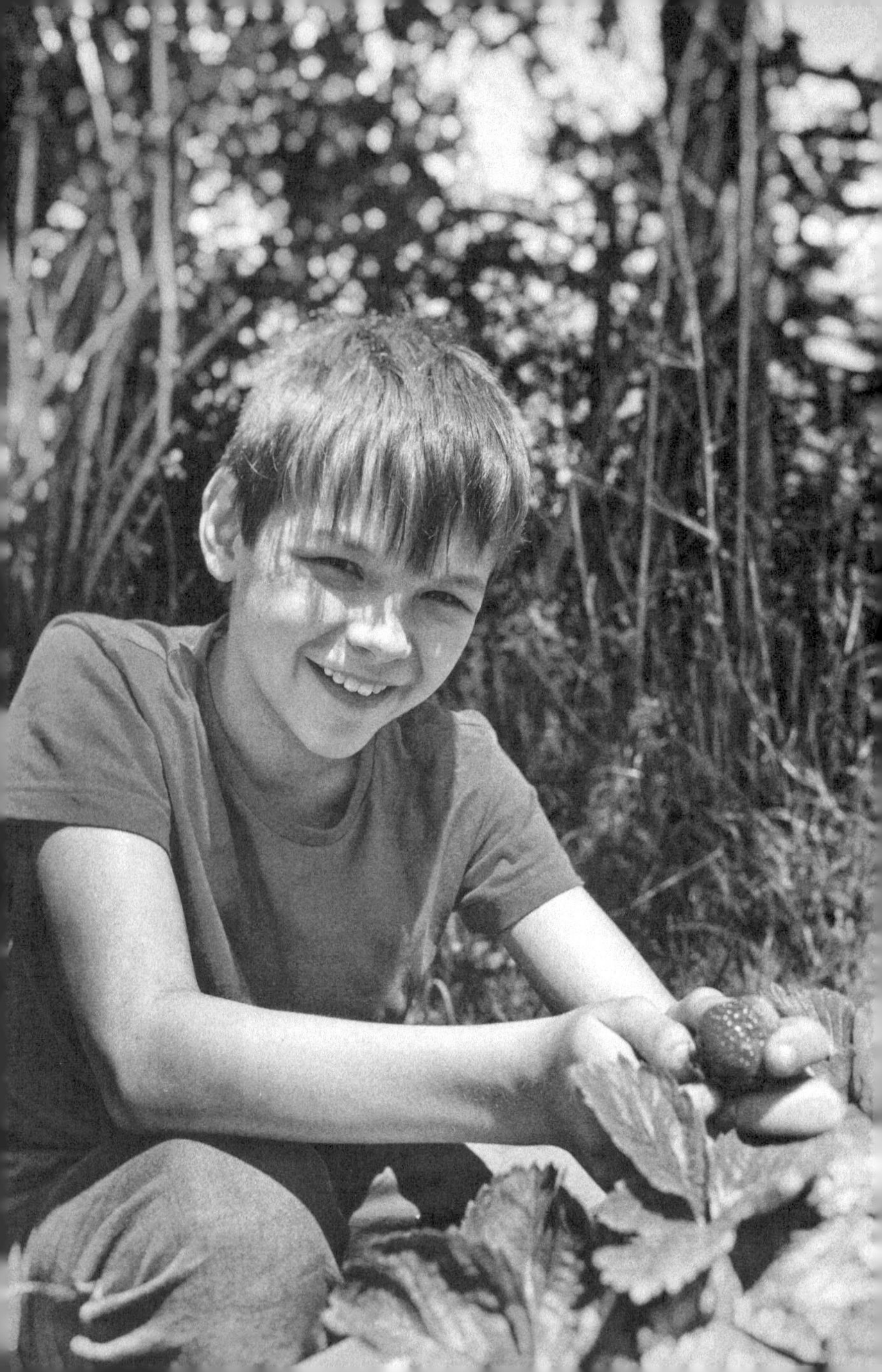

Gesund essen – *und trotzdem krank*

Ein Biss in einen Apfel verursacht ein pelziges Gefühl, eine Portion Erdbeeren innerhalb weniger Minuten Nesselausschlag oder einige Happen marinierter Fisch heftige Darmkoliken – kommen Ihnen solche Reaktionen auf Lebensmittel irgendwie bekannt vor? Haben Sie auch schon nach Mahlzeiten plötzlich gegen Beschwerden wie Atemnot, geschwollene Lider oder Bauchgrummeln angekämpft? Dann könnten Sie an den Folgen einer Nahrungsmittelunverträglichkeit leiden: Studien zufolge sind in Mitteleuropa bis zu acht Prozent der Kleinkinder unter drei Jahren und zwischen zwei und fünf Prozent der Erwachsenen von einer »echten« Nahrungsmittelallergie betroffen. Die Anzahl jener, die eine Nahrungsmittel-Intoleranz, also keine Allergie, quält, ist aber weit höher.

Es ist nicht alles eine Allergie

Der Begriff »Allergie« ist heute fast schon ein Modewort und wird ganz unterschiedlich verstanden. Dabei reicht die Wahrnehmung der Bevölkerung von Bagatellisierung der Beschwerden (»das geht vorbei«) bis zur Übertreibung mit Panik-Angst-Zuständen nach Zufuhr zahlreicher Lebensmittel.

Was ist eine Allergie?

Unter »Allergie« versteht man eine »spezifische Änderung der Immunitätslage im Sinne einer krank machenden Überempfindlichkeit«.

Allergien können sich unter verschiedenen Beschwerdebildern und an verschiedenen Organen manifestieren. Besonders häufig betroffen sind jedoch Haut und Schleimhäute, eben die Grenzen, an denen der individuelle Organismus mit der Umwelt unmittelbar in Kontakt kommt.

Nun gibt es neben den immunologisch vermittelten allergischen Reaktionen andere Zustandsbilder, die klinisch von der Betroffenheit der Patienten sehr ähnlich aussehen (z. B. Nesselsucht, Atemnot, Kreislaufreaktionen, Bauchkrämpfe und Durchfall), die aber nicht wie echte Allergien durch spezifische Antikörper oder Immunzellen hervorgerufen werden. Man spricht in solchen Fällen von Pseudo-Allergien oder von Nahrungsmittel-Intoleranzen. Ein wesentlicher Unterschied für die

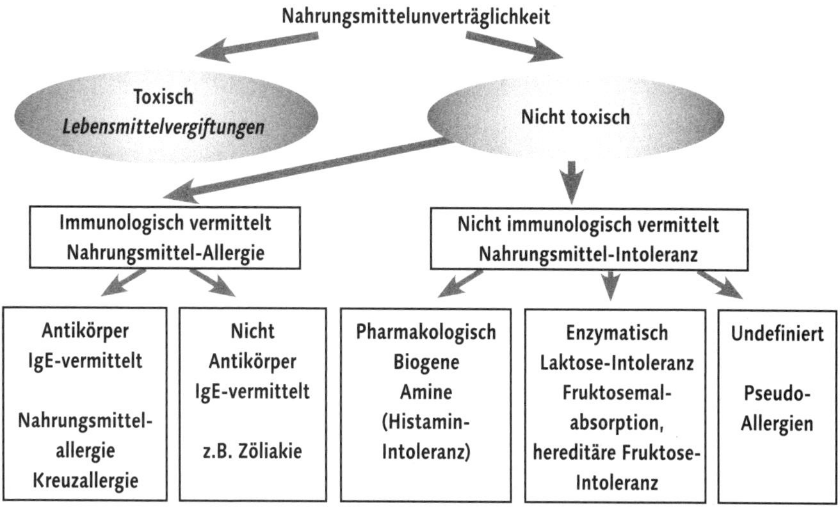

Quelle: adaptiert nach Klassifikation der Nahrungsmittelverträglichkeitsreaktionen nach EAACI-Einteilung

Praxis liegt darin, dass nur bei echten Allergien Hauttests sinnvoll sind. Bei Pseudo-Allergien und Intoleranzen sind auch im Blut keine spezifischen Antikörper nachweisbar.

Im Folgenden werden die Unterschiede zwischen einer Nahrungsmittelallergie, einer Nahrungsmittel-Intoleranz und einer Pseudo-Allergie vorgestellt. Kurz zusammengefasst: Während der Körper bei einer echten Allergie immer bestimmte Antikörper gegen einen an sich harmlosen Stoff bildet – die Antikörper sind mithilfe von Haut- und Bluttests nachweisbar –, basiert eine Intoleranz meist auf einem Enzymmangel. Die Symptome beider Erkrankungsformen sind oft jedoch täuschend ähnlich.

Das Immunsystem spielt eine entscheidende Rolle

Der Begriff »Nahrungsmittelunverträglichkeit« umfasst mehrere Möglichkeiten. Wichtig in der Unterscheidung ist, ob das Immunsystem an der Erkrankung direkt beteiligt ist:

Wenn das Immunsystem auf bestimmte Substanzen überreagiert, kommt es zu einer

a) Nahrungsmittelallergie (IgE-vermittelt): Die körpereigene Abwehr richtet sich dabei unnötigerweise gegen harmlose Eiweiße oder Eiweißkomplexe, die in Nahrungsmitteln vorhanden sind. In der Folge bildet das Abwehrsystem spezielle Antikörper der Klasse IgE. Daraufhin wird Histamin in großer Menge ausgeschüttet, dies führt zu allergischen Reaktionen wie Asthmaanfällen, Nesselsucht, Magen-Darm-Beschwerden, Schwellungen oder auch Entzündungen der Mund- und Nasenschleimhäute. Im Extremfall kann sich ein allergisch bedingter, lebensbedrohender Kreislaufschock entwickeln (siehe »Allergie«, Seite 14).

b) Bei der Zöliakie (nicht IgE-vermittelt) wird durch die Reaktion des Darms auf das im Getreide enthaltene Klebereiweiß Gluten das Immunsystem aktiviert, es kommt dadurch zu Entzündungen. In der Medizin wird diskutiert, ob es sich um eine Allergie handelt. Das liegt daran, dass bei der Zöliakie IgA- bzw. selten IgG-Antikörper gegen Gluten gebildet werden, allerdings keine IgE-Antikörper wie bei einer »klassischen« Nahrungsmittelallergie (siehe »Zöliakie«, Seite 151 ff.).

Wenn das Immunsystem nicht direkt beteiligt ist, spricht man von **Nahrungsmittel-Intoleranzen …**

- **… als pharmakologische Reaktion:** Bestimmte Substanzen können, wenn sie in großen Mengen verzehrt werden, eine Wirkung auf Körperfunktionen, z. B. Blutdruck oder Gefäße, ausüben. Dazu zählen die biogenen Amine wie beispielsweise das Histamin. Die Symptome gleichen zwar jener einer Allergie, es werden jedoch keine Antikörper gebildet. Klassisches Beispiel hierfür ist die **Histamin-Intoleranz** (siehe Seite 61).

- **… basierend auf einem Enzymmangel:** Das Enzym, das an der Verdauung eines Nährstoffes beteiligt ist, wird nicht oder in zu geringem Ausmaß vom Körper gebildet. Diese Defekte können angeboren sein oder sich im Laufe der Zeit entwickeln. Dazu zählen die **Laktose-Intoleranz** und die **Fruktosemalabsorption** bzw. **hereditäre Fruktose-Intoleranz** (siehe Seite 107 und 129).

- **… als sogenannte Pseudo-Allergie:** Hier reagiert der Körper auf einen Nahrungsbestandteil ähnlich wie bei einer echten Allergie und löst allergieähnliche Symptome aus oder verstärkt eine bestehende Allergie. Pseudo-Allergien treten oft in Zusammenhang mit Zusatzstoffen wie Konservierungsmittel (Schwefeldioxid und Sulfit) auf (siehe Seite 97).

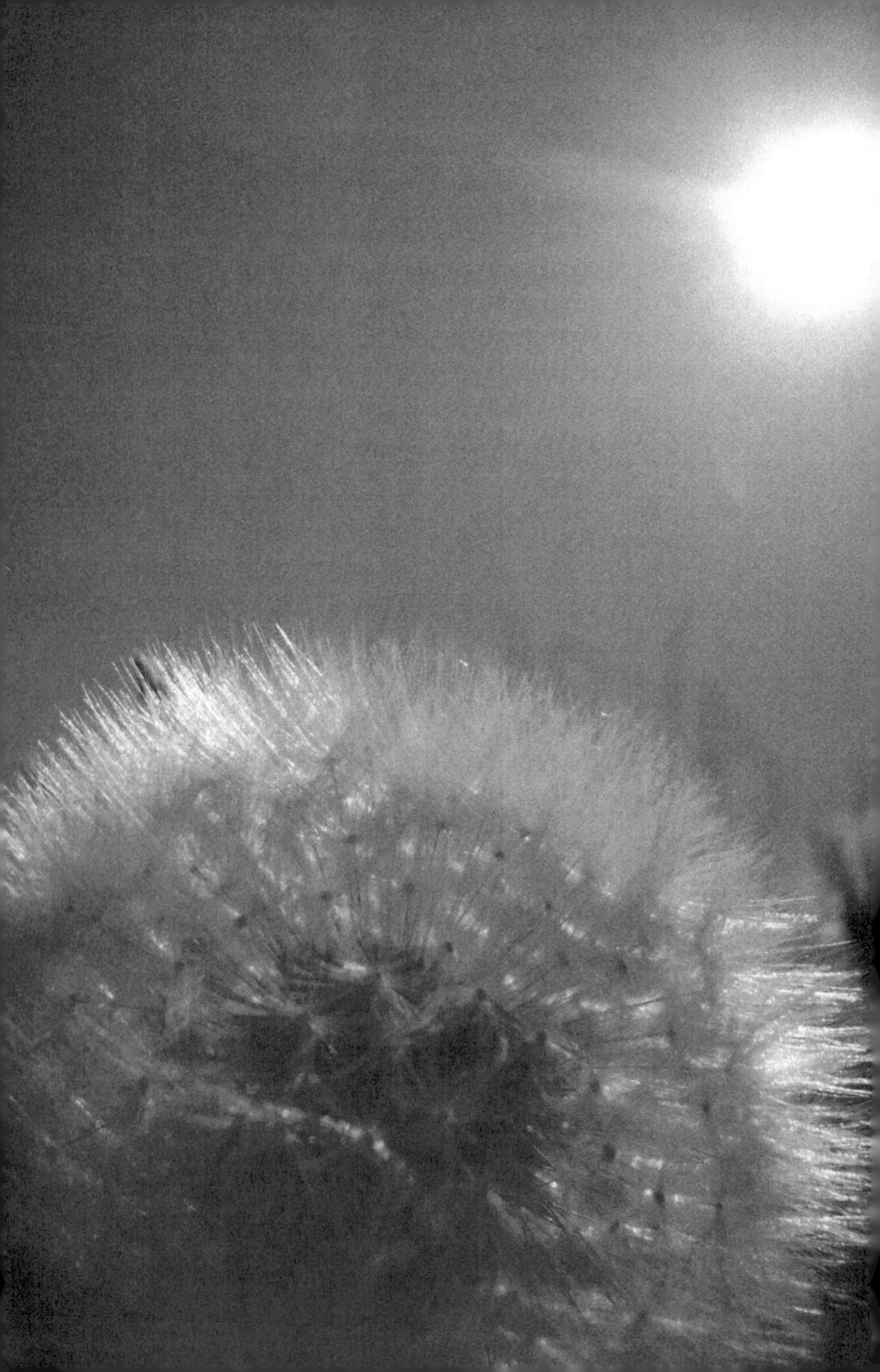

Merkmale einer Allergie

Allergien haben viele Gesichter: Sie können die Nasenschleimhaut betreffen, die Bronchien, die Augen, die Haut oder den ganzen Körper. Besonders im Anfangsstadium der Erkrankungen werden allergische Reaktionen oft auf die leichte Schulter genommen, dabei sind sie nur die Spitze des Eisbergs. So können Atembeschwerden, die als Folge einer allergischen Reaktion auftreten, unbehandelt zu chronischem Asthma führen.

Doch ob Heuschnupfen, Asthma oder schwere Hautsymptome – die Zahl der Betroffenen hat sich in den letzten drei Jahrzehnten verdreifacht. Experten schätzen, dass etwa 30 bis 40 Prozent der Bevölkerung in Europa an den Folgen einer Allergie leiden. Die häufigsten Allergieerkrankungen (15 Prozent) betreffen die Atemwege, oft bedingt durch Pollen oder Hausstaubmilben. Mögliche Reaktionen auf Lebensmittel machen nur zwei Prozent aus, im Kindesalter mehr.

Was passiert bei einer Allergie?

Bei einer Allergie kommt es zu einer Überempfindlichkeitsreaktion des Körpers auf sogenannte Allergene. Diese gelangen meist mit der Atemluft, durch die Nahrung oder durch Berührung in den Körper. Allergene sind vielfach natürliche, völlig ungefährliche Stoffe, die Menschen mit einem »intakten« Immunsystem keinerlei Probleme bereiten. Denn die meisten der Allergieauslöser sind »Naturprodukte« wie z. B. Blütenstaub, Nahrungsmittel oder Tierhaare – also keinesfalls Krankheitserreger.

Für das Immunsystem eines Allergikers sind diese Stoffe aber nicht harmlos, im Gegenteil, sie werden zum potentiellen Feind:

Der erste Kontakt mit dem Allergen veranlasst bestimmte weiße Blutkörperchen – sogenannte B-Lymphozyten – dazu, spezielle Proteine – sogenannte IgE-Antikörper – zu produzieren. Die Aktivierung des Immunsystems durch die Bildung dieser Antikörper bezeichnet man als Sensibilisierung. Kommt das Immunsystem nun erneut mit dem Allergieauslöser in Kontakt, so werden die gebildeten Antikörper aktiv: Sie strömen mit dem Blut zu den sogenannten Mastzellen in den Schleimhäuten von Mund, Nase, Darm bzw. der Haut. Die Antikörper heften sich an die Mastzellen – bevorzugt im Darm, da sie diesen dicht besiedeln –, die als Reaktion darauf explosionsartig große Mengen an Histamin ausschütten. Über das Lymph- und Blutgefäßsystem gelangt der Botenstoff Histamin zur Lunge sowie zu anderen Organen und löst dort allergische Reaktionen aus. Es kommt zu Quaddeln, tränenden Augen, geschwollenen Schleimhäuten, Übelkeit, Erbrechen oder entzündlichen Prozessen wie Asthma.

Diese Symptome müssen nicht unbedingt schon beim zweiten Kontakt mit dem Allergen erfolgen. Je nach Veranlagung können zwischen der Sensibilisierung und dem erstmaligen Auftreten von Symptomen Jahre vergehen. Viele Allergien treten auch erst im Erwachsenenalter auf.

Allergietypen nach zeitlichem Verlauf

Typ 1: Sofortreaktion. Die Reaktion setzt praktisch sofort oder innerhalb von 30 Minuten ein.
Typ 2: Verzögerte Reaktion. Der Körper äußert erst nach sechs bis 24 Stunden Reaktionen.
Typ 3: Spättyp. Die Symptome setzen nach zwei bis drei Tagen ein.

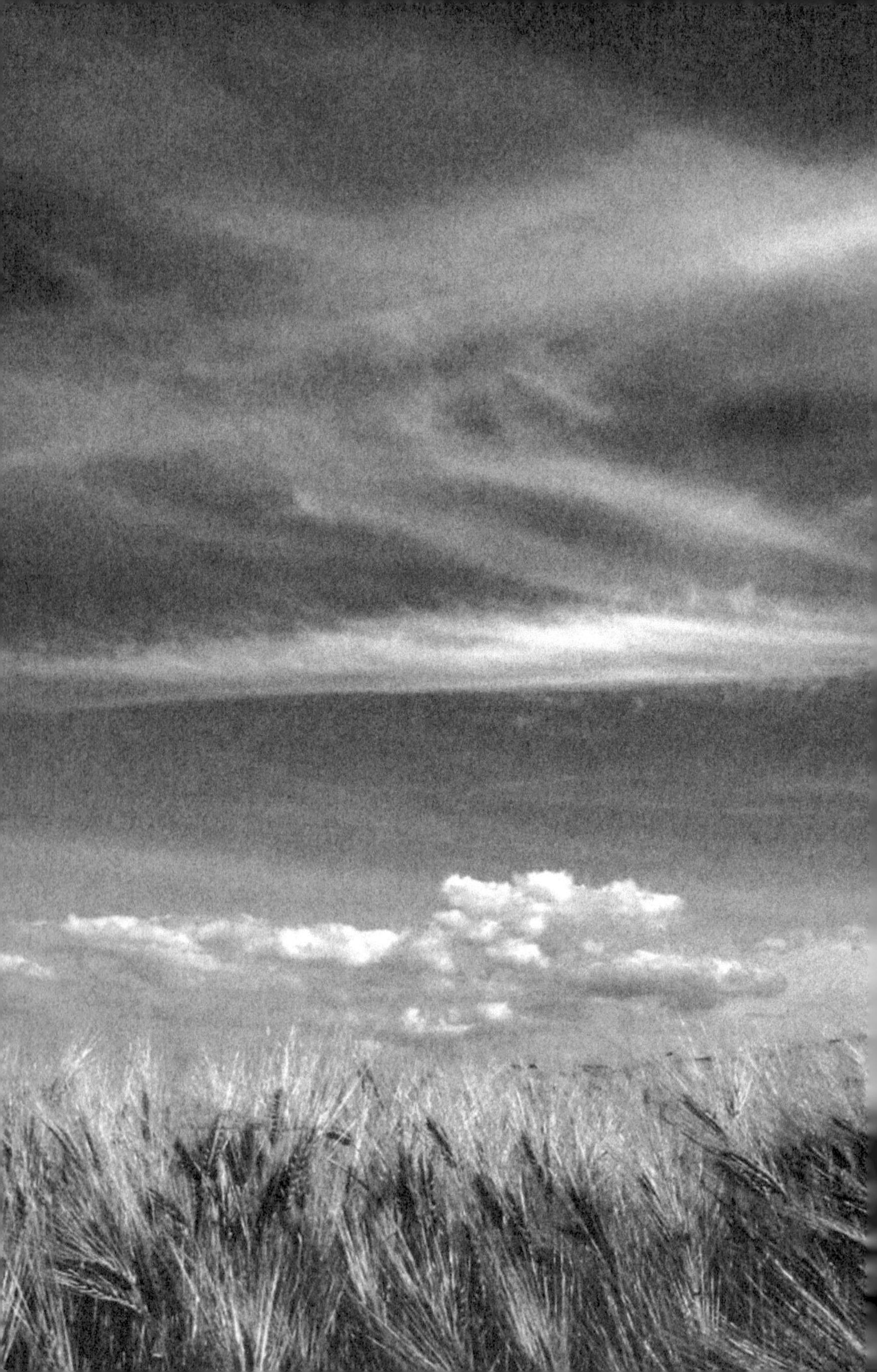

Die Nahrungsmittel-allergie

Warnzeichen einer ernsten Erkrankung

Heftige Bauchschmerzen nach einem Glas Kuhmilch

»Als Katharina zirka ein Jahr alt war, habe ich begonnen, ihr normale Kuhmilch zu geben. Sie hat prompt mit Erbrechen und Bauchweh reagiert. Der Kinderarzt hat mich mit ihr zu einem Allergietest geschickt, die Diagnose war eindeutig: Kuhmilchallergie gegen Molkeneiweiß. Ich habe einen speziellen Ernährungsplan von einer Diätologin bekommen, und damit geht es Katharina sehr gut. Sie verträgt zwar keine Kuhmilch, aber Produkte aus Schaf- oder Ziegenmilch. Bei regelmäßigen Kontrollterminen wird überprüft, ob sich die Toleranz gegen das Molkeneiweiß gebessert hat. Bis jetzt noch nicht, aber Katharina ist ja auch erst vier Jahre alt.«

Hanna L., 29 Jahre

Meist trifft es Kinder

Umfragen zufolge geben etwa 20 Prozent der Mitteleuropäer an, auf ein oder mehrere Nahrungsmittel allergisch zu sein. Tatsächlich dürfte die Zahl der erwachsenen Lebensmittelallergiker eher bei zwei bis fünf Prozent liegen.

»Echte« Nahrungsmittelallergien treten öfter in der Kindheit auf, und das immer häufiger: Die Zahl der betroffenen Kinder unter fünf Jahren hat sich in zehn Jahren verdoppelt, jene, die mit lebensbedrohlichen allergischen Reaktionen in Notaufnahmen eingeliefert wurden, sogar versiebenfacht. Dabei sind Kinder innerhalb Europas unterschiedlich stark von Lebensmittelallergien betroffen: In Griechenland sind es 1,7 % aller Kinder, in Italien und Spanien 4 % und in Frankreich, Großbritannien, den Niederlanden, Österreich und Deutschland müssen 5 von 100 Kindern mit einer Nahrungsmittelallergie leben.

Oft eine Sache der Gene

Allergien können in jedem Alter entstehen, dabei spielt die genetische Veranlagung eine große Rolle. So sind Kinder besonders gefährdet, wenn ein oder beide Elternteile Allergiker sind – Forscher sprechen von einer 20- bis 40-prozentigen Wahrscheinlichkeit, dass dann auch der Nachwuchs eine Allergie entwickelt. Umwelteinflüsse und geänderte Ernährungsgewohnheiten sind auch Faktoren, die die Entstehung einer Lebensmittelallergie begünstigen. Oft sind Kleinkinder möglichen Allergenen nicht mehr so ausgesetzt, das Immunsystem lernt nicht, zwischen »Freund« und »Feind« zu unterscheiden.

Am häufigsten leiden europäische Kinder an einer Kuhmilch- bzw. Hühnereiweißallergie. Auch Nüsse sind sehr oft problematisch.

Doch es gibt Hoffnung: Mit der Reifung der Darmschleimhaut und des Immunsystems werden acht von zehn Kindern diese Allergieform – wenn Diät und Behandlungsformen eingehalten werden – bis zum Schuleintritt wieder los. Allergien gegen (Erd-)Nüsse und Fisch sind aber hartnäckiger und können oft ein Leben lang bestehen.

Ist mein Kind Allergiker?

Schon im ersten Lebensjahr kann es als Überreaktion auf bestimmte Nahrungsmittelbestandteile (Kuhmilch, Hühnerei, Weizenmehl, Soja, Nüsse) zu Symptomen auf der Haut und im Magen-Darm-Trakt kommen. Besonders allergische Säuglinge und Kleinkinder können unter heftigem Erbrechen und Durchfällen leiden, dies kann in weiterer Folge auch die normale Entwicklung wie Größenwachstum oder Gewichtszunahme beeinträchtigen.

Wenn das Kind nach dem Essen immer wieder Reaktionen wie Hautausschläge, Übelkeit, Erbrechen oder Koliken zeigt, dann muss ein Arzt die Ursachen abklären. Wie wichtig das ist, zeigen auch wissenschaftliche Studien: Über 60 Prozent der Kinder, die an einer Nahrungsmittelallergie leiden und nicht entsprechend behandelt werden, entwickeln zusätzlich noch allergisches Asthma bronchiale.

Im Schulalter sind zunehmend verschiedene Obst- und Gemüsesorten, Samen (z. B. Sesam) und Gewürze, aber auch Fisch und Schalentiere Auslöser von allergischen Hautreaktionen wie Urtikaria (= Nesselsucht) und Neurodermitis. Auch Gesichtsschwellung, Juckreiz (z. B. am Gaumen) und Beschwerden im Darmbereich sind typische Symptome.

Primäre Prävention

Folgende Maßnahmen können mithelfen, dass Kinder nicht an einer Allergie erkranken, obwohl in der Familie Allergien bekannt sind:

- Stillen ist für Babys noch immer die beste Form der Ernährung – mindestens vier Monate lang. Falls das nicht möglich ist, dann nur altersgerechte, hypoallergene Säuglingsfertigmilchnahrung füttern.
- Mit Beikost schrittweise erst nach Ende des 4. Lebensmonats anfangen. Das Baby sollte langsam einzelne Lebensmittel kennen lernen. Kuhmilch sollten Kinder am besten erst nach Vollendung des 1. Lebensjahres erhalten.

- Nicht rauchen, vor allem nicht in der Schwangerschaft, auch kein Passivrauchen.
- Schimmelpilzbildung in Innenräumen vermeiden, gut durchlüften, auf feuchte Stellen achten.
- Hautpflege und Vermeidung von hautreizenden Stoffen (z. B. Wolle, Nickel etc.).
- Die meisten Experten empfehlen auch heute noch den Verzicht auf pelz- und federntragende Haustiere, obwohl hier unterschiedliche und widersprüchliche Studienergebnisse vorliegen. So fanden einige Studien keinen Einfluss von Hundekontakt auf Allergieentwicklung, während eine überwiegende Anzahl von Studien das Risiko der Katzenhaltung für die Entwicklung einer Allergie betont. Auch die weit verbreitete Meinung, »Dreck ist gesund«, die auf Untersuchungen beruht, wonach Kinder, die auf einem Bauernhof aufwachsen, weniger zu Allergien neigen als Kinder desselben Dorfes, die nicht auf dem Bauernhof aufwachsen, ist noch im Stadium einer Hypothese, d. h. eines Denkansatzes, der die Allergieforschung bereichert, aber noch nicht geeignet ist für allgemeine Empfehlungen. Es macht keinen Sinn, ein Stadtkind in den Kuhstall zu stecken, um Allergieprophylaxe zu betreiben!
- Schutzimpfungen regelmäßig durchführen, auch das trainiert das Immunsystem.

Symptome: Juckreiz, Schwellungen und Atemnot

Die Auswirkungen einer Lebensmittelallergie treten üblicherweise innerhalb weniger Minuten nach Aufnahme des Allergens zutage. Wie stark die Symptome sind, ist individuell sehr verschieden. So kann ein Betroffener nach dem Genuss eines frischen Apfels nur ein leichtes Kratzen am Gaumen verspüren, während ein anderer nach dem Verzehr von Garnelen mit einem Nesselausschlag am ganzen Körper reagiert.

Am häufigsten zeigt sich eine Lebensmittelallergie durch Reaktionen auf der Haut, auf den Schleimhäuten oder in den Atemwegen. Oft spielen auch mehrere Beschwerden zusammen: So kann Erbrechen mit Schwindel oder Kollaps auftreten, oder Durchfall gepaart mit Hautquaddeln usw.

Sofortreaktionen sind die gefährlichsten Auswüchse einer Lebensmittelallergie. Wenn eine Person z. B. stark allergisch auf Erdnüsse reagiert, können bei ihr unmittelbar nach dem Verzehr einer Nuss Zunge und Kehlkopf anschwellen. Es kann zu einem akuten Asthmaanfall kommen, in seltenen Fällen sogar zu einer Schockreaktion des Körpers (anaphylaktischer Schock). Das typische Erscheinungsbild: akut auftretende Herz-Kreislauf-Störungen, Blutdruckabfall bis zur Bewusstlosigkeit, im Extremfall kann ein anaphylaktischer Schock tödlich enden.

So reagiert der Körper

Die Reaktionen auf das Allergen sind individuell verschieden und können einzelne Organe, aber auch den ganzen Körper betreffen.

Auf der Haut: Weit über die Hälfte aller Nahrungsmittelallergiker ist mit Hautbeschwerden konfrontiert: Nesselausschlag, rasche Schwellung von Haut und Schleimhaut, plötzliche Rötung (Flush), Juckreiz, Quaddeln, Ekzem, Ausschlag, Kribbeln und Bläschen an der Mundschleimhaut.

In den oberen und unteren Atemwegen: Rund 20 Prozent der Reaktionen spielen sich im Bereich der Atemwege ab, wie Husten, Atembeschwerden, Niesattacken, Schnupfen, Anschwellen der Schleimhäute, Verschleimung der Bronchien, Heiserkeit. Durch Prozesse in den unteren Atemwegen kommt es zu Atemnot und pfeifenden Atemgeräuschen (Asthma).

Herz-Kreislauf-System: Zehn Prozent der Nahrungsmittelallergiker klagen über Schwindelgefühle, Herzrasen, Kollaps bis zum Kreislaufzusammenbruch.

Außerdem können auftreten:

Allgemeine Symptome: extreme Müdigkeit, Schlafstörungen.

Im Magen-Darm-Trakt: Koliken, Krämpfe, Übelkeit, Erbrechen, Durchfall, Bauchschmerzen, Verstopfung, Blähungen, Völlegefühl, Sodbrennen.

Im Mund- und Rachenbereich: Kratzen oder Juckreiz

im Mund, im Rachen; oft mit starker Schwellung von Zunge und/oder Lippen; Bläschenbildung an den Lippen, der Zunge, an der Wangen- und Rachenschleimhaut und am Gaumen; Schluckbeschwerden.

In den Augen: tränende und geschwollene Augen, Bindehautentzündung.

Im Kopfbereich: Kopfschmerzen, Migräne.

Auslöser von Lebensmittelallergien sind praktisch immer Eiweißverbindungen in bestimmten, meist pflanzlichen Nahrungsmitteln. Bei Kindern sind Milch, Eier und Nüsse die häufigsten Allergieauslöser. Erwachsene reagieren auf folgende Nahrungsbestandteile häufig mit Allergien:

- Fisch
- Meeresfrüchte
- Erdnüsse/Nüsse
- Gewürze, Gemüse-, Obstsorten
- Sellerie, Senf, Sesam
- Getreide
- Eier
- Milch und Milchprodukte
- Soja und Sojaprodukte
- Auch Schimmelpilze können allergisierend wirken.

Es gibt nur wenige Nahrungsmittel, die keine Allergien hervorrufen, dazu gehören zum Beispiel geschälter Reis, Gemüse wie Zucchini, Chinakohl, gekochte Kartoffeln, Blattsalate, Gurken (Gemüse besser dünsten bzw. blanchieren statt roh essen); kaltgepresstes Olivenöl, grüner Tee oder Mate-Tee sowie Gewürze wie Muskat, Thymian, Rosmarin und Ingwer.

Es kommt aber immer häufiger vor, dass Allergiker, die schon unter Heuschnupfen oder Nesselsucht leiden, auch bestimmte Lebensmittel nicht vertragen. Dieses Phänomen nennt man auch Kreuzallergie.

Von 100 erwachsenen Personen, die eine Nahrungsmittelallergie aufweisen, leiden bis zu
42 an einer Allergie gegen **Gemüse** (wie Sellerie) bzw. **Obst** (wie Äpfel, Nüsse)
25 an einer Allergie gegen **Milch** und **Milchprodukte**
10 an einer Allergie gegen **Hühnereiweiß**
8 an einer Allergie gegen **Fisch**
6 an einer Allergie gegen **Krebse** und **Muscheln**
6 an einer Allergie gegen Bestandteile im **Fleisch**
3 an einer Allergie gegen **Gewürze** und **Samen**.

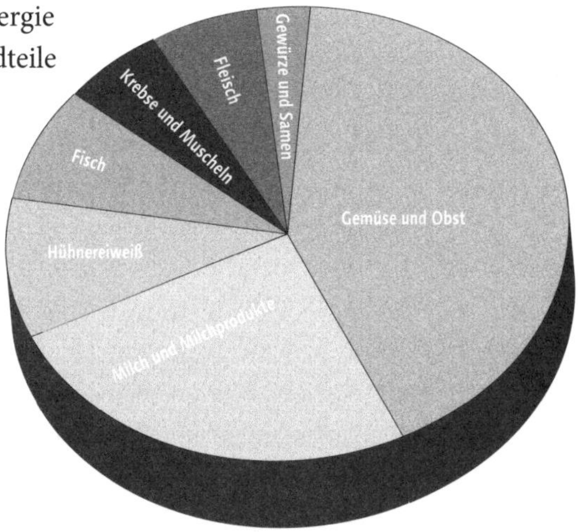

Die Kreuzallergie – Allergene, wo man sie nicht vermutet

Pollenallergiker beobachten im Frühjahr oft ein interessantes Phänomen: Kaum setzt mit dem ersten Pollenflug der Heuschnupfen ein, verspüren sie ein Brennen im Mund, sobald sie in einen Apfel beißen. Das lässt sich so erklären, dass in Äpfeln identische Eiweißverbindungen wie im Blütenstaub vorkommen, die dann ebenfalls die Produktion von Antikörpern auslösen. Diese Überschneidung bezeichnet man als Kreuzallergie – das Immunsystem einiger Allergiker reagiert auf Allergene, die sich sehr ähnlich sind.

Kreuzreaktionen haben in den letzten Jahren stark zugenommen und sind oft auch die häufigste Ursache für Nahrungsmittelallergien bei Jugendlichen und Erwachsenen. Besonders oft haben Birkenpollenallergiker (siehe Tabelle) mit ihnen zu tun – zwei Drittel klagen über allergische Reaktionen, wenn sie sich einen Apfel genehmigen. Die Allergenmenge ist sehr stark von der Sorte abhängig; geschälte Äpfel haben weniger Allergene. Die Beschwerden bei Kreuzallergien bleiben in vielen Fällen auf die Mundschleimhaut beschränkt: Es kann zu Juckreiz, Brennen, Kribbeln oder zu einem pelzigen Gefühl kommen. Selten können auch Atemnot, Nesselsucht, Übelkeit, Erbrechen, Schwindel und Kreislaufschwäche auftreten.

In der Therapie der Kreuzallergien ist es einerseits wichtig, den Kontakt mit Allergenen zu vermeiden (man spricht von der sogenannten Karenz). Andererseits muss auch die ursprüngliche Allergie (zum Beispiel der zugrunde liegende Heuschnupfen) behandelt werden. Besonders erfolgreich wird oft die sogenannte spezifische Immuntherapie eingesetzt (siehe Seite 42). Die Hälfte aller Heuschnupfen-Patienten mit Kreuzreaktionen auf Nahrungsmittel hat danach langfristig weniger Beschwerden mit beiden Auslösern. Allergiker sollten auch bei verpackten Lebensmitteln aufmerksam die Zutatenlisten lesen.

Mögliche Kreuzreaktionen

In gekochtem Zustand werden viele Obst- und Gemüsesorten gut vertragen, da sich das Allergen durch die Hitze verflüchtigen kann. Dies gilt aber nicht für alle, häufigstes Beispiel ist Sellerie.

Primär herrscht folgende Allergie vor:	mögliche Nahrungsmittelallergie als Kreuzallergie:
Baumpollen (Buche, Birke, Hasel, Erle)	Kernobst wie Äpfel (besonders Golden Delicious, Granny Smith – die Sorten Boskop oder Jonathan werden besser vertragen), Birnen, Nüsse (besonders Haselnüsse), Mandeln, Kartoffeln (roh), Karotten (roh), Sellerie, Kiwi, Steinobst wie Kirschen, Nektarinen, Pfirsich, Pflaumen sowie Gewürze (wie Dille, Petersilie, Kümmel, Fenchel)

Kräuterpollen	Sellerie, Karotten, Kamille, Sonnenblume, Artischocke, Fenchel, Kren, diverse Gewürze wie Beifuß, Pfeffer, Oregano, Anis, Kümmel, Dill, Koriander, Lorbeer, Paprika, Petersilie, Currymischungen
Gräserpollen, Getreidepollen	Tomaten, Hülsenfrüchte wie Soja, Erbsen, Erdnüsse, Kiwis, Melone, Wassermelone, Banane, Getreidemehle und -produkte aus Roggen, Hafer, Weizen, Gerste wie Müsli, Breie Bei Allergie auf Gerste: Bier
Ficus	Ananas, Banane, Feigen, Kiwi, Papaya
Naturlatex	Kiwis, Feigen, Bananen, Paprika, Avocados, Maroni, Papaya, rohe Kartoffeln, Passionsfrucht, Sellerie, Pfirsich, Buchweizenmehl, Mango
Hausstaubmilben	Weichtiere wie Muscheln, Auster, Krustentiere wie Garnelen, Scampi, Krabben

Dem Übeltäter auf der Spur

Allergien sind keine Bagatellerkrankungen und gehören unbedingt in ärztliche Hand. Die Betroffenen sind in ihrem Alltag oft stark eingeschränkt, juckende Hautausschläge, Atembeschwerden durch Asthmaanfälle, verquollene Augen durch eine Pollenallergie – all das macht das Leben schwer.

Bleiben allergische Beschwerden zu lange unbehandelt, muss man mit schwerwiegenden Folgen rechnen: Allergische Entzündungen wandern von Auge und Nase in Richtung Lunge. Chronisches Asthma kann entstehen, und es kommt zu irreparablen Umbauvorgängen in den Atemwegen.

Wenn Sie nach dem Genuss eines bestimmten Lebensmittels immer wieder Beschwerden beobachten, sollten Sie unbedingt einen Arzt aufsuchen. Ob eine Allergie oder Unverträglichkeitsreaktion vorliegt, ist auf den ersten Blick nicht immer feststellbar. Gerade durch die Vielfalt der Möglichkeiten und die Komplexität der Ursachen ist aber eine exakte Diagnosestellung zur Abklärung unbedingt notwendig.

Nur aufgrund von Vermutungen bestimmte Nahrungsmittel vom Teller zu verbannen ist keine gute Strategie: Erstens bringen Sie sich damit (vielleicht unnötigerweise) um Genuss und damit Lebensqualität, und zweitens kann es zu einem Mangel an wichtigen Nährstoffen kommen.

Daher ist es sehr wichtig, mit ärztlicher Hilfe herauszufinden, welche Lebensmittel nun wirklich für Sie gefährlich sind.

Schritt für Schritt zur Diagnose

Erster Schritt: Das ausführliche Gespräch

Im Anamnesegespräch (Vorerkrankungen) wird der Arzt unter anderem erfragen, ob in der Familie bereits Allergien bekannt sind. Wenn Eltern oder Geschwister an Allergien leiden, ist die Wahrscheinlichkeit höher, dass auch bei Ihnen eine echte Allergie vorliegt.

Je genauer Sie Ihrem Arzt schildern, wann, wie oft, in welcher Art und Intensität die Symptome auftreten, desto gezielter kann er untersuchen.

Zweiter Schritt: Ernährungs- und Symptome-Tagebuch

Sehr gute Hilfe leistet dabei ein Protokoll über eine oder mehrere Wochen, in dem Sie Folgendes genau notieren:

- alle Speisen, Getränke und Medikamente (wenn möglich mit Mengenangaben),
- bei Selbstgekochtem listen Sie alle Zutaten, einschließlich der Gewürze, auf,
- wenn Sie besonders nach Fertigprodukten an bestimmten Symptomen leiden, schneiden Sie die Zutatenlisten der Verpackung aus, notieren den Zeitpunkt, wann es verzehrt wurde, und beschreiben Sie die Beschwerden (wann sind diese aufgetreten, wie heftig waren diese).

Dritter Schritt: Verschiedene Haut- und Bluttests

Um herauszufinden, ob und welche Allergene an den Reaktionen schuld sind, stehen spezifische Tests zur Verfügung. Beim Hauttest werden, je nach Verfahren, Lebensmittel-Allergene in natürlicher Form oder als fertiger Extrakt in die Haut gerieben, gestochen oder gespritzt.

- **Der Prick-Test**

Geringe Mengen verschiedener Allergene werden in Tropfenform auf die Innenseite des Unterarms aufgetragen (bei Kindern oft am Rücken) und in die oberste Hautschicht geritzt. Nach 20 Minuten wird das Ergebnis des Tests abgelesen. Eine allergische Reaktion äußert sich durch eine juckende Quaddel, ähnlich einem Mückenstich. Der Test wird zur Diagnostik von Typ-1-Allergien – oft bei Allergenen, die eingeatmet werden, wie Pollen oder Tierhaare, sowie Nahrungsmittelallergien – verwendet. Ähnlich funktioniert auch der Prick-zu-Prick-Test. Dazu wird mit der Testnadel zuerst in das Lebensmittel gestochen, das geprüft wird. Dann wird mit dieser Nadel ganz leicht die Haut geritzt und die Reaktion darauf beobachtet.

- **Reibe-Test**

Hier wird z. B. mit einem Lebensmittel mehrmals über die intakte Haut (meistens des Unterarms) gerieben. Der Test ist positiv, wenn innerhalb von 20 Minuten Quaddeln entstehen. Der Reibe-Test wird zur Diagnose von Typ-I-Allergien eingesetzt, ausgehend davon, dass der Patient sehr stark allergisch reagiert – oder auch bei Kleinkindern, die z. B. an einer

Milchallergie leiden. Wenn der Betroffene keine Reaktion auf den Reibetest zeigt, kann dennoch eine Sensibilisierung vorliegen, allerdings ist sie dann weniger stark ausgeprägt.

- **Intrakutan-Test**

Die Testlösung wird mithilfe einer Injektion in die oberste Hautschicht verabreicht. Diese Methode ist aufwendiger und risikoreicher als der Pricktest.

Vierter Schritt: Bluttests

Bei Blutuntersuchungen im Labor wird der Gehalt eines spezifischen Antikörpers – des Immunglobulins E – bestimmt. Es gibt unterschiedliche Testverfahren:

- **RIST (Radio-Immuno-Sorbens-Test):** Es wird der Gesamtgehalt an IgE analysiert. Der Gesamt-IgE-Spiegel im Blut ist umso höher, je mehr Allergene an der Überempfindlichkeit beteiligt sind.
- **RAST (Radio-Allergo-Sorbens-Test):** Dies ist ein diagnostischer Labortest, bei dem gezielt IgE-Antikörper gegen bestimmte Allergene im Blut nachgewiesen werden. Dieser Test wird meistens zur Bestätigung einer Allergie genutzt, die bereits klinisch und im Hauttest nachgewiesen wurde.

Hierbei werden Blutzellen im Reagenzglas aufgeschwemmt und mit den verdächtigen Allergenlösungen zusammengebracht. Ist ein Mensch allergisch, zeigen diese Zellen Aktivierungszeichen oder setzen Botenstoffe wie z. B. Histamin oder Leukotriene frei. Diese Tests sind relativ aufwendig und nur an größeren Institutionen verfügbar.

Werden bei all diesen Tests keine Sensibilisierungen gefunden, so liegt auch keine Immunsensibilisierung vor. Nun können die Symptome Reaktionen auf Intoleranzen sein, die mit einer Allergie nichts zu tun haben (ab Seite 53).

Fünfter Schritt: Mithilfe von Diäten das schuldige Allergen finden

Nun geht es darum, das schuldige Allergen zu finden. Dazu werden zunächst einmal die möglichen allergieauslösenden Stoffe eingegrenzt. Dabei kann eine **Auslassungsdiät** (diagnostische **Eliminationsdiät oder Karenzdiät**) hilfreich sein. Nach Rücksprache mit dem Arzt wird probehalber für ein bis vier Wochen auf die vermutlichen Auslöser verzichtet. Das heißt, Sie lassen für bestimmte Zeit die verdächtigen Lebensmittel (wie zum Beispiel Fisch, Milch/-produkte, Nüsse etc.) weg.

Gehen die Beschwerden in dieser Zeit zurück, wird der Speiseplan langsam wieder um einige Lebensmittel erweitert. Es können mehrere Wochen oder Monate vergehen, bis eindeutig feststeht, welche Nahrungsmittel die Allergie hervorrufen.

Bringt die Eliminationsdiät kein Ergebnis und besteht kein konkreter Verdacht hinsichtlich bestimmter Lebensmittel, halten Sie für einige Zeit eine sogenannte **allergenarme Basisdiät ein.**

Unter einer Basisdiät versteht man eine Ernährung mit nur wenigen Nahrungsmitteln, die kaum oder selten allergische Reaktionen verursachen. Sie dient oft zur Vorbereitung auf einen oralen Provokationstest. Die Diät sollte maximal zehn Tage dauern und umfasst folgende Nahrungsmittel:

- Getreide (Reis, Kartoffeln)
- Fleisch (Lamm, Pute)
- Gemüse (Blumenkohl, Brokkoli, Gurke)
- Obst (Banane, Birne)
- Fett (Sonnenblumenöl, milchfreie Margarine)
- Getränke (Mineralwasser, Tee)
- Salz/Zucker (wenig).

Wenn nun mithilfe der allergenarmen Basisdiät die Symptome abgeklungen sind, dann wird beim oralen Provokationstest (Suchdiät) eine genau festgelegte Menge eines bestimmten Allergens verzehrt, die Reaktionen darauf werden genau dokumentiert, und die Allergenmenge wird langsam gesteigert. Bei leichten Symptomen kann, in Absprache und mit Zustimmung des Arztes, auch zu Hause eine Suchdiät durchgeführt werden.

Was tun bei einer Nahrungsmittelallergie?

Wenn bestimmte Nahrungsmittel stärkere bzw. bedrohliche Symptome auslösen, wie starke Atemnot, Kreislaufbeschwerden oder ein Anschwellen der Kehlkopfschleimhaut, dann müssen die Auslöser konsequent gemieden werden. Besonders häufig ist das bei stark allergen wirkenden Lebensmitteln wie

Nüssen (vor allem Erdnüssen), Fisch, Milch, Sellerie, Soja und Sesam der Fall.

Eine professionelle Diätberatung mit der Erstellung eines individuellen Plans ist dann – besonders auch bei Kindern – unbedingt notwendig, denn oft verstecken sich Allergene in Produkten, wo man sie gar nicht vermutet.

Medikamentöse Behandlung

Es gibt aber auch Medikamente, die eine Linderung der Symptome bewirken, indem sie die Wirkung des Histamins unterdrücken.

Antihistaminika: Bei leichten Symptomen eines allergischen Schnupfens oder allergischer Augenentzündungen können spezielle Nasensprays oder Augentropfen ausreichen, die Beschwerden zu mildern. Sie blockieren die Wirkung des Histamins, das aus den Mastzellen in der Nasenschleimhaut freigesetzt wird. Neue moderne Wirkstoffe können bereits im Kindesalter unbedenklich verabreichet werden, sie machen nicht mehr müde.

Kortison: Ergänzend empfiehlt die Weltgesundheitsorganisation (WHO) Kortison in Form eines Nasensprays. Lokal angewandte Kortikosteroide haben oft deutlich weniger Nebenwirkungen als schleimhautabschwellende Mittel. Asthma bronchiale wird mit bronchienerweiternden und entzündungshemmenden Medikamenten behandelt.

Adrenalin: Bei einem Kreislaufkollaps (z. B. bei Insektengift, bei schweren Lebensmittelallergien) stehen Notfallmedikamente wie z. B. Adrenalin – auch zur Selbstinjektion – zur Verfügung.

Hyposensibilisierung/spezifische Immuntherapie (ASIT). Damit kann eine Allergie langfristig gebessert bzw. sogar ganz ausgeheilt werden. Die Wirkung der Hyposensibilisierung beschränkt sich nicht allein auf die Linderung der Symptome, sondern es wird auch die Ursache der allergischen Beschwerden bekämpft. Der Patient erhält in Form von Tropfen, Tabletten oder einer Injektion winzige Mengen des Allergens, das in höherer Konzentration eine heftige Immunreaktion auslösen würde. Die geringe Dosis aber ermöglicht es dem Abwehrsystem, eine angemessene Reaktion auf Allergene zu erlernen. Während die Wirksamkeit der ASIT für Heuschnupfen, Asthma und Insektengift-Anaphylaxie überzeugend nachgewiesen wurde, herrscht bei Nahrungsmittelallergien noch Unsicherheit über die Wirksamkeit. Es fehlen größere Studien. Es gibt aber erste Hinweise, dass z. B. bei pollenassoziierten Nahrungsmittelallergien eine Hyposensibilisierung auch die Beschwerden nach Aufnahme der kreuzreagierenden Nahrungsmittel verbessern kann.

Wer mit einer Nahrungsmittelallergie bzw. mit einer Kreuzallergie zu kämpfen hat, sollte immer ein Notfallset mit sich führen. Wichtig ist auch die regelmäßige ärztliche Kontrolle, um den Verlauf der Allergie im Griff zu haben und zu prüfen, ob die Einschränkungen auf bestimmte Lebensmittel noch passen.

Die Verdauung

Was passiert mit unserer Nahrung im Körper und warum kommt es zu einem Nährstoffmangel, wenn der Dünndarm nicht so recht funktioniert? Ein kurzer Streifzug durch unsere Verdauung gibt Aufschluss.

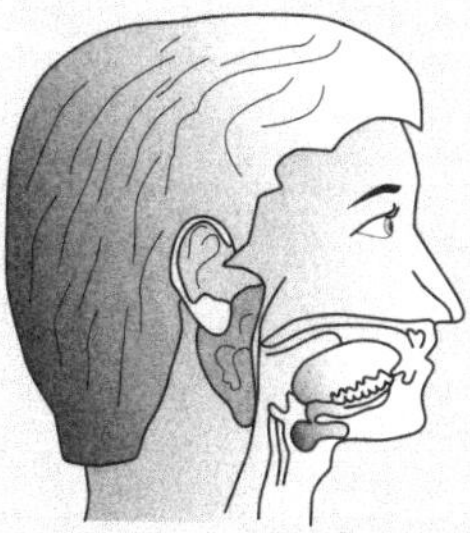

Erste Station: Mund, Rachen und Speiseröhre

An dem Sprichwort »Gut gekaut ist halb verdaut« ist schon was dran. Denn je kleiner unsere Zähne die Nahrung zermahlen, desto länger bleibt sie im Mund und wird dort schon gut eingespeichelt. Enzyme spalten komplexe Kohlenhydrate (Stärke) in kleinere Untereinheiten (Einfachzucker) auf. Dies ist auch der Grund, warum Brot süßlich schmeckt, wenn es längere Zeit gekaut wird. Vom Rachen wird der Speisebrei mithilfe von wellenförmigen Muskelbewegungen über die Speiseröhre in den Magen gepresst.

Zweite Station: Der Magen

Täglich werden im Magen zwischen eineinhalb und drei Liter Magensaft gebildet – mit dem Ziel, eindringende Bakterien, die im Speisebrei enthalten sind, größtenteils zu ver-

nichten. Der Magensaft enthält u.a. eiweißspaltende Enzyme, Schleim, um die Nahrung gleitfähig zu machen, und Salzsäure.
Im Magensaft sind aber auch Enzyme enthalten, welche die Spaltung von Fett, aber in weit größerem Ausmaß von Eiweiß, übernehmen. Nur wenige Stoffe, z.B. Alkohol und Azetylsalizylsäure, gehen, wenn auch nur in geringen Mengen, direkt ins Blut. Die Verdauung der Kohlenhydrate wird erst im Dünndarm fortgesetzt.

Dritte Station: Der Darm

Ein intakter Darm sorgt für ein gutes Immunsystem, da dort die meisten Immunzellen sitzen und gegen Viren, Bakterien und andere Krankheitserreger ankämpfen. Wenn die Anzahl der gesunden Bakterien z.B. durch eine Antibiotika-Therapie deutlich verringert wird, können schädliche Bakterien und Pilze ungehindert wuchern und so die Darmflora empfindlich stören. Auch Rauchen, Alkohol und Stress schaden der Immunabwehr. Ist die Darmschleimhaut beeinträchtigt und die Darmflora aus dem Gleichgewicht, steigt die Wahrscheinlichkeit für Unverträglichkeiten bzw. chronische Darmerkrankungen. Der Darm ist nicht nur das größte Immunorgan des Körpers, hier werden auch die Nahrungsmittel in ihre Bestandteile aufgespalten.

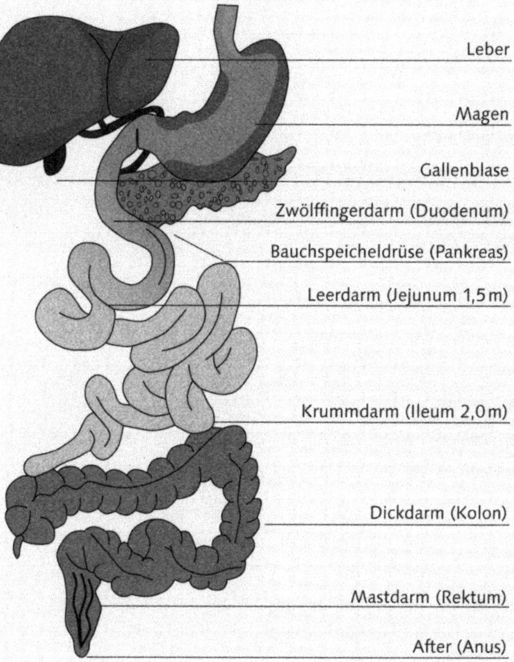

Der Dünndarm

Den größten Brocken der Verdauung übernimmt der Dünndarm. Er besteht aus dem Zwölffingerdarm, dem Leerdarm und dem Krummdarm. Die Hauptaufgabe des Dünndarms besteht darin, die Nahrung aufzuspalten und die Spaltprodukte zu resorbieren, d. h. über die Darmwand in die Blutbahn abzugeben.

Mithilfe von Enzymen aus der Bauchspeicheldrüse und Sekreten aus der Galle bzw. Leber werden Eiweißstoffe, Fette und Kohlenhydrate weiter zerlegt. Stärke wird dabei in Zucker umgewandelt, Eiweiße in die einzelnen Aminosäuren zerteilt, und Fett wird in Glycerin und freie Fettsäuren aufgeteilt.
Zu den Enzymen, die Kohlenhydrate in kleinste Bestandteil zerlegen, gehört beispielsweise Laktase. Dieses Enzym spaltet Milchzucker – das Hauptkohlenhydrat der Milch – in Glukose (Traubenzucker) und Galaktose (Schleimzucker). Ein Mangel an diesem Enzym führt zu Unverträglichkeitsreaktionen (siehe »Laktose-Intoleranz«, Seite 107). Um alle Nährstoffe optimal verarbeiten zu können, ist die Oberfläche des Dünndarms sehr stark vergrößert. Das wird durch Schleimhautfalten erreicht, auf denen fingerförmige Ausstülpungen – sogenannte Zotten – in den Darm hineinragen. Auf diesen Dünndarmzotten befindet sich wiederum der sogenannte Bürstensaum, der die Aufnahmefläche des Darmes immens erweitert.
Über die Dünndarmzotten gelangen Kohlenhydratbausteine und Aminosäuren ins Blut, Fette vorwiegend in die Lymphe. Der Dünndarm nimmt auch Vitamine und Mineralstoffe auf. Werden diese Dünndarmzotten etwa durch Entzündungen der Dünndarmschleimhaut (siehe »Zöliakie«, Seite 151) stark beeinträchtigt, können die Nährstoffe nur unzureichend verarbeitet werden. Es kommt zu Mangelerscheinungen.

Der Dickdarm

Beim Übergang vom Dünndarm zum Dickdarm sollte die Aufnahme aller wichtigen Nährstoffe weitgehend abgeschlossen sein. Übrig bleibt ein sehr flüssiger Speisebrei. Bei der Passage durch den Dickdarm wird der Wassergehalt um etwa 90 Prozent vermindert. Der für den Körper unbrauchbare Rest gelangt als Stuhl zum Mastdarm und damit zum Darmausgang.

Besonders wenn der Darm träge ist (da etwa wichtige Ballaststoffe und Bewegung fehlen), kann der Stuhl tagelang im Mastdarm liegen, bevor er ausgeschieden wird. Um dies zu vermeiden, sind Ballaststoffe für die Verdauung so wichtig: Sie saugen Wasser und quellen auf. Das Volumen des Speisebreies vergrößert sich, und der Reiz, der auf die Darmwände ausgeübt wird, regt die Darmtätigkeit und damit die Verdauung an. Dies führt zu einer schnelleren Darmpassage und somit zu einer kürzeren Verweildauer der Speisereste im Dickdarm.

Die gesamte Verdauungszeit beträgt im Normalfall vom Mund bis zum Dickdarm etwa 24 bis 30 Stunden, bei träger Darmtätigkeit deutlich länger.

Enzyme – die »Zündkerzen« des Stoffwechsels

Ohne sie geht im Körper rein gar nichts: Enzyme sind Eiweißstoffe, die fast alle chemischen Abläufe starten bzw. beschleunigen. Sie setzen Energie frei, die das Herz schlagen lässt und auch anderen Muskeln die Kontraktion ermöglicht.
Die meisten lebenswichtigen Stoffwechselreaktionen – wie zum Beispiel die Spaltung von Nährstoffen im Darm – könnten ohne Enzyme in unserem Körper nicht stattfinden. Es gibt mehr als 1000 verschiedene Enzym-Arten, die sich in allen Körperzellen befinden.
Nun kann es aufgrund eines genetischen Defekts vorkommen, dass Enzyme nicht gebildet werden, es entstehen chronische Krankheiten. Auch ein Mangel an bestimmten Spurenelementen wie Eisen, Magnesium oder Selen bzw. bestimmte Substanzen in Medikamenten können die Bildung von Enzymen hemmen.

»Klassische« Allergie oder Nahrungsmittel-Intoleranz?

Typ-I-Allergie	Nahrungsmittel-Intoleranz
Beim Erstkontakt mit dem Allergen bildet das Immunsystem Antikörper, erst ab dem zweiten Kontakt kann es dann zu allergischen Reaktionen kommen.	Beschwerden können schon nach dem ersten Kontakt mit einem bestimmten Stoff auftreten.
Schon winzige Mengen des Allergens können eine Allergie auslösen.	Die Heftigkeit der Reaktion ist neben der individuellen Empfindlichkeit stark von der Menge der Substanz abhängig.
Es kommt meist binnen kürzester Zeit zu Symptomen.	Es kann bis zu einer Stunde und mehr dauern, bis Beschwerden eintreten.
Wird durch Antigene (Proteine) ausgelöst.	Oft liegt ein Enzymmangel vor; auch natürliche und chemische Zusatzstoffe können Intoleranzen fördern.
Typische klinische Symptome.	Allergieähnliche Beschwerden.

Durch den Nachweis von IgE-Antikörpern im Blut oder Hauttest lässt sich eindeutig eine Allergie feststellen.	Identifizierung durch Allergietests nicht möglich.

Die folgenden Kapitel geben eine ausführliche Übersicht über die Symptome und Diagnosemöglichkeiten von Nahrungsmittel-Unverträglichkeiten. Wenn Ihnen manche Schilderung bekannt vorkommt, dann sollten Sie ärztliche Hilfe suchen.

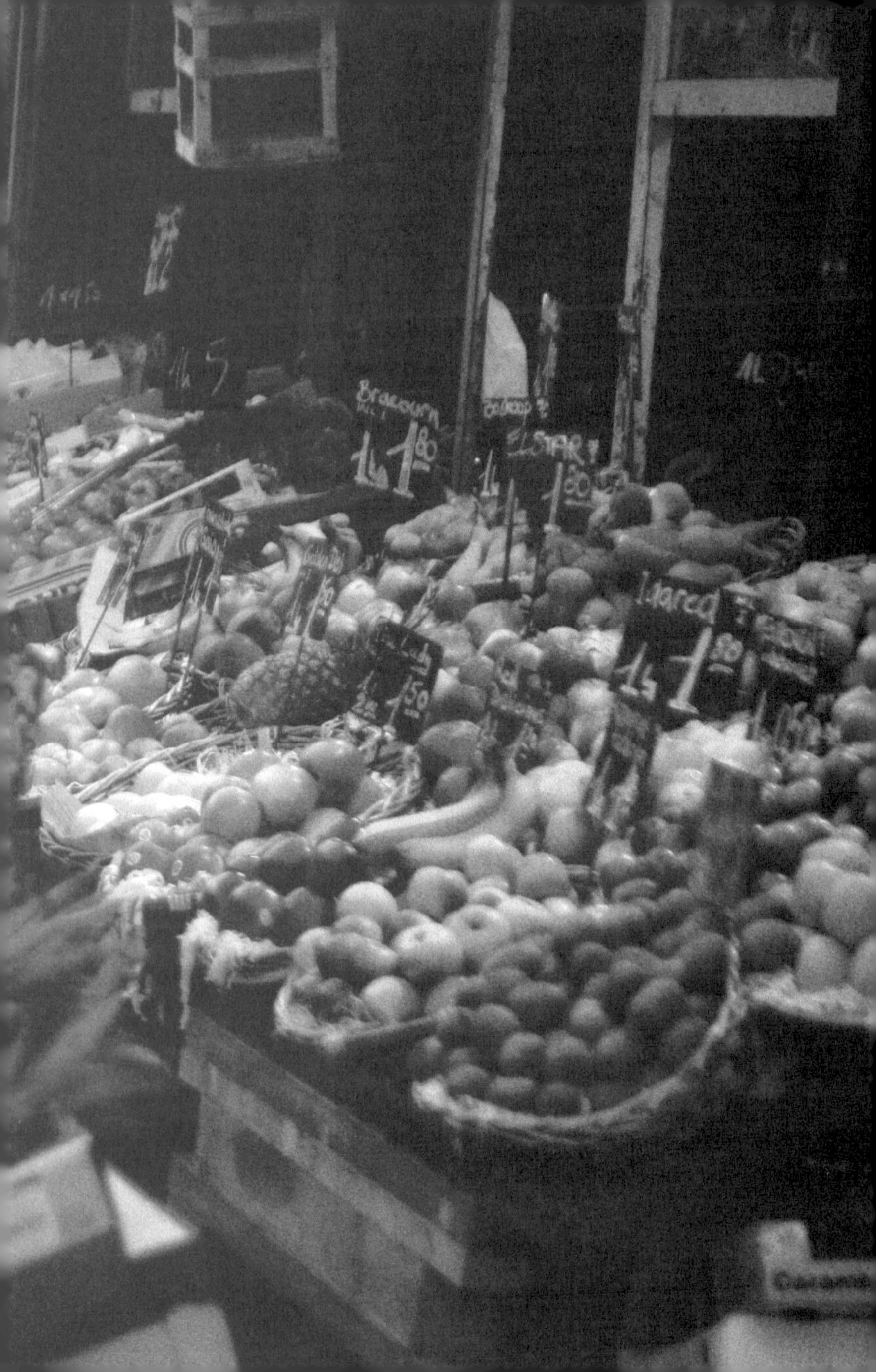
Braeburn
ELSTAR

Nahrungsmittel-Intoleranzen

Bauchweh, starke Blähungen, Durchfall – diese Beschwerden werden nach dem Essen für viele zu einer wahren Plage. Besonders Gesundheitsbewusste stellen oft fest, dass ihnen bestimmte Lebensmitteln gar nicht gut bekommen. Die häufigsten Unverträglichkeiten basieren auf Milchzucker (Laktose) und Fruchtzucker (Fruktose).

Wie entstehen Nahrungsmittel-Intoleranzen?

Eine Unverträglichkeit hat immer etwas mit der zugeführten Nährstoffmenge, ihrer Zusammensetzung und dem Verdauungsprozess zu tun. Sehr oft liegt ein Enzymmangel vor. Die Verdauungsenzyme, die für die Spaltung oder Aufnahme bestimmter Nahrungsmittelbestandteile zuständig sind, werden vom Körper nicht oder nicht ausreichend gebildet – wie es etwa bei der **Histamin**- oder der **Laktose-Intoleranz** der Fall ist. Bei der **Fruktosemalabsorption** können Kohlenhydrate aufgrund eines gestörten Transportmechanismus aus dem Darm nicht aufgenommen werden. Der Darm wird überlastet, unverdaute Nahrungsreste können Beschwerden wie starke Blähungen, Bauchschmerzen, Durchfälle, Müdigkeit oder auch Kopfschmerzen auslösen.

Wenn auch die Symptome ähnlich sind, so verhält es sich bei der **Zöliakie** anders: Hier führen das im Weizenmehl enthaltene Klebereiweiß Gliadin (Gluten) und ähnliche Eiweißstrukturen in anderen Getreidesorten zu einer krankhaften Schädigung der Dünndarmschleimhaut.

Häufig sind diese Defekte angeboren, zum Teil können sie aber auch durch Krankheiten entstehen oder ernährungsbedingt sein.

Wieder beschwerdefrei genießen?

Tests bringen Aufschluss, welche Art von Intoleranz vorliegt. Sie funktionieren über Atem- sowie Blutanalysen und sind schmerzlos. Liegt das Ergebnis vor, können Betroffene meist gut damit leben, wenn sie sich an bestimmte Regeln halten: Nach der Diagnose hilft eine individuelle ein- bis zweiwöchige Diät, bei der die verantwortlichen Lebensmittel teilweise oder vollständig – je nach Erkrankung – vom Speiseplan gestrichen werden. Dann wird schrittweise erprobt, in welchen Mengen die kritischen Lebensmittel wieder vertragen werden. Enzympräparate können die Verdauung hilfreich unterstützen.

Bei einer Unverträglichkeitsreaktion auf mehrere Nahrungsmittel lohnt es sich besonders, mithilfe eines Spezialisten einen persönlichen Ernährungsplan auszuarbeiten.

Gut zu wissen:

Bei allen Lebensmittelunverträglichkeiten empfiehlt es sich, ein »Ernährungstagebuch« zu führen. Notieren Sie,

- was Sie essen,
- wann Sie essen,
- welche Mengen eines Lebensmittels Sie zu sich nehmen,
- welche Beschwerden bis zu drei Stunden nach dem Genuss bestimmter Lebensmittel auftreten.

Nehmen Sie dieses Protokoll zu Ihrem Arztbesuch mit!

Lebensmittel-Intoleranzen im Überblick

Form der Intoleranz	Ursachen, Beschwerdebilder, Behandlungsmöglichkeiten
Histamin-Intoleranz	• Angeborene oder erworbene Lebensmittelunverträglichkeit gegenüber Histamin, einem Abbaustoff aus Eiweißen. • Bei Betroffenen liegt ein Mangel an dem Enzym Diaminoxidase (DAO) vor, das Histamin abbaut. • Besonders histaminhaltig sind eiweißreiche, lang gelagerte oder gereifte Lebensmittel (z. B. Käse, Wurst, Schinken), alkoholische Getränke (z. B. Rotwein, Sekt) oder Gemüse (z. B. Tomaten, Sauerkraut, Spinat). • Symptome können u. a. Magen-Darm-Beschwerden, Kopfschmerzen oder auch Hautirritationen sein. • Diagnose über probeweise histaminarme Diät und Bluttest. • Therapiemöglichkeiten sind histaminarme Diät, evtl. unterstützend Enzymkapseln, die Diaminoxidase (DAO) enthalten.

Intoleranz gegen Zusatzstoffe (Pseudo-Allergie)	• Unverträglichkeit gegenüber chemischen Konservierungsstoffen, Geschmacksverstärkern, Süßstoffen etc. • Es kommt zu einer massiven Histamin-Ausschüttung, aber ohne allergische Reaktion. • Hautjucken, Nesselsucht, tränende Augen, Fließ- und Niesschnupfen sowie nicht allergisches Asthma können auftreten. • Diagnose über Bluttests. • Additivafreie Diät.
Gluten-Intoleranz (Zöliakie)	• Lebensmittelunverträglichkeit gegenüber Gluten, einem Klebereiweiß. • Es kommt zu einer entzündlichen Erkrankung der Dünndarmschleimhaut. • Verzehr glutenhaltiger Lebensmittel (Weizen, Roggen, Gerste, Dinkel, Grünkern, Hafer) führt z. B. zu Magen-Darm-Beschwerden und Wachstumsstörungen bei Kindern. • Diagnose ist mittels Antikörpertest und Dünndarmbiopsie möglich. • Einzige Therapie ist eine glutenfreie Diät.

Laktose-Intoleranz	• Angeborene oder erworbene Lebensmittelunverträglichkeit gegenüber Laktose, dem Milchzucker. • Häufigste Lebensmittelunverträglichkeit. • Es fehlt das Enzym Laktase, das den Milchzucker spaltet. • Verzehr laktosehaltiger Produkte (z. B. Milch und Milchprodukte) führt zu Magen-Darm-Beschwerden (Blähungen, Krämpfe, Durchfall, Übelkeit und Erbrechen). • Mehrere Diagnosemöglichkeiten, u. a. probeweise laktosefreie Diät oder Provokation mit Laktose und anschließendem Atemtest. • Mögliche Therapie ist eine laktosefreie Diät, laktosefreie Milchprodukte bzw. Enzymkapseln, die Laktase enthalten.
Fruktose-malabsorption (intestinale Fruktose-Intoleranz)	• Erworbene Lebensmittel-unverträglichkeit gegenüber Fruktose. • Bei Betroffenen funktioniert das Transportsystem, das die Fruktose vom Dünndarm in den Blutkreislauf schleust, nur eingeschränkt oder gar nicht.

	• Fruktosehaltige Lebensmittel sind zum Beispiel diverse Obst- und Gemüsesorten, Dörrobst, Honig, Marmelade, Fruchtsäfte und viele industriell verarbeitete Lebensmittel. • Symptome sind in erster Linie Magen-Darm-Beschwerden wie starke Bauchschmerzen, Durchfall, Verstopfung, Übelkeit. • Diagnose mittels Provokation mit Fruktose und anschließendem Atemtest. • Hilfreich sind eine fruktosearme Diät bzw. Einnahme von bestimmten Enzymen, die den Fruktoseabbau begünstigen.

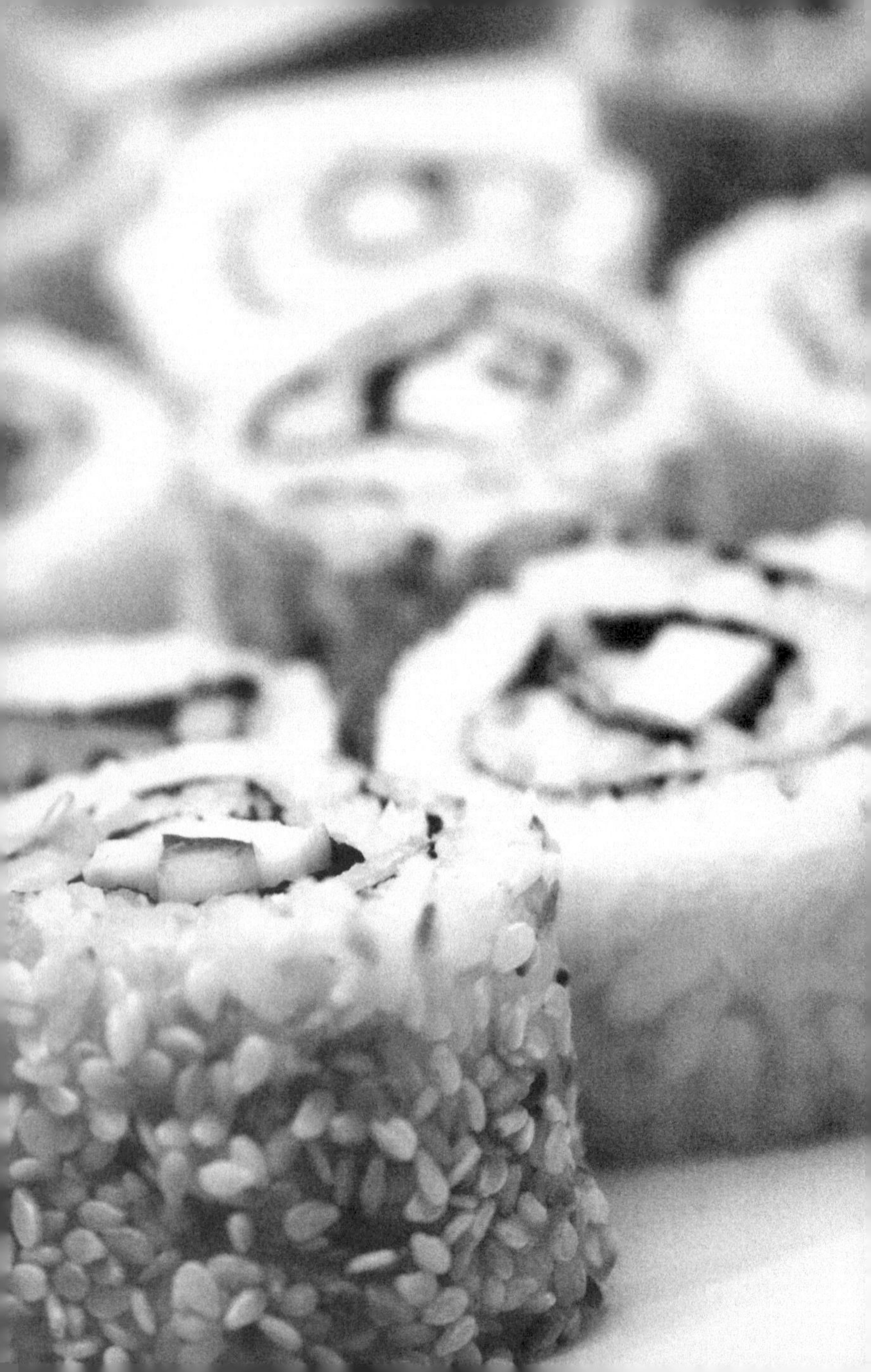

Histamin-Intoleranz

Ähnliche Beschwerden, aber doch keine Allergie!

Häufige Kopfschmerzen und starker Juckreiz

»Ein halbes Jahr lang hatte ich täglich immer wieder mit den gleichen Problemen zu kämpfen, ich musste mich ständig schnäuzen, ich hatte Kopfschmerzen, starken Juckreiz am ganzen Körper, vor allem nachts Bauchkrämpfe, Blähungen und fallweise auch breiige Stühle. Sehr oft kam es auch zu einer plötzlichen Rötung des Gesichts. Zuerst hat der Arzt Allergietests durchführen lassen, die alle negativ waren. Weitere Bluttests zeigten dann eine ausgeprägte Histamin-Intoleranz. Kurzfristig musste ich Anithistaminika einnehmen, gegen den Juckreiz hat das sehr geholfen. Nun halte ich Diät, ich bin nahezu beschwerdefrei, auch die Einnahme des DAO-Enzyms wirkt unterstützend.«

Helene M., 44 Jahre

Übeltäter Histamin

Gut gereifter Käse, dazu vollmundiger Burgunder oder Chianti – für viele eine wahre Gaumenfreude, für einige wird der Genuss jedoch zur Qual. Wer nach dieser Kombination plötzlich unter Schwindel, Hitzegefühl, Atemnot oder gar Herzrhythmusstörungen leidet, sollte diese Alarmzeichen unbedingt ernst nehmen. Schuld daran kann ein Überschuss an biogenen Aminen sein. Das bekannteste davon ist Histamin.

Mit dem Reifegrad steigt auch der Histamingehalt

In eiweißhaltigen Lebensmitteln ist so gut wie immer Histamin enthalten. Es entsteht, wenn Nahrungsmittel verderben oder wenn diese während der Produktion einen bakteriellen Gärungsablauf durchmachen – wie etwa Sauerkraut, Essig, gut gereifter Käse oder Wein. Je länger das Nahrungsmittel reift oder (unzureichend) gelagert wird, desto höher ist auch der Histamingehalt: Bakterien bauen dabei kräftig Aminosäure ab und bilden so aus Histidin Histamin. Bei der Reifung von Wein – besonders bei Rotwein – etwa entsteht Histamin, da hier Milchsäurebakterien kräftig mitmischen.

Ohne Histamin geht nichts

Histamin ist an sich eine natürliche Substanz, die der Körper selbst produziert bzw. die er zusätzlich über Nahrungsmittel erhält. Gespeichert wird es vor allem in den basophilen Granulozyten (diese gehören zu den weißen Blutkörperchen) im Blut und in den Mastzellen im Gewebe – jederzeit bereit, auf den Plan zu treten. Denn ohne Histamin würde im Körper einiges nicht funktionieren.

Histamin

- regt die Bildung von Magensaft an,
- fungiert als Gewebshormon und trägt wesentlich zur Übertragung von Erregungen im Nervensystem bei,
- spielt eine wichtige Rolle bei der Abwehr von körperfremden Stoffen, der Wundheilung und dem Zellwachstum,
- ist am Schlaf-Wach-Rhythmus beteiligt,
- beeinflusst die Bewegungsabläufe (Peristaltik) des Verdauungstraktes,
- kontrolliert unter anderem auch unseren Appetit,
- ist an der Regulation der Körpertemperatur, des Blutdrucks sowie der Schmerzempfindung und der Hormonbildung mitbeteiligt,
- kann zum Auftreten der Seekrankheit führen,
- wird aufgrund einer Immunreaktion auf allergene Stoffe explosionsartig freigesetzt.

Es kann aber auch zu einer direkten Ausschüttung von Histamin kommen, ohne dass das Immunsystem daran beteiligt ist – wie bei einer Histamin-Intoleranz.

Beim gesunden Menschen werden die Histaminvorräte ständig in unbedenklichen Konzentrationen gehalten und Histamin auch regelmäßig durch das Enzym **Dia**min**o**xidase (abgekürzt DAO) im Dünndarm abgebaut. Allerdings kann DAO zu wenig oder gar nicht vorhanden und so in seiner Funktion eingeschränkt sein (siehe »DAO – wenn ein wichtiges Enzym fehlt«, Seite 70).

Gut zu wissen: Die Histamin-Intoleranz (kurz HI) entsteht durch eine Überlastung des Körpers mit einer Eiweißsubstanz, die nicht abgebaut werden kann, da zu wenig DAO vorhanden ist.

Hohe Dunkelziffer

Viele Menschen leiden an einer Histamin-Intoleranz (HI oder auch Histaminose genannt), die meisten wissen es gar nicht. Schätzungen zufolge sind mindestens ein bis drei Prozent der Bevölkerung betroffen, das sind allein in Österreich zwischen 80 000 und 240 000 Menschen, in Deutschland zeigen mindestens 800 000 bis zwei Millionen Personen HI-Symptome. Befunde bringen keine Auffälligkeiten, die wirklichen Ursachen für die Beschwerden werden daher oft jahrelang nicht gefunden. Meist bleibt der Betroffene auch mit der Diagnose allein, dass die Symptome psychosomatisch bedingt seien – ein jahrelanger Leidensweg, der nicht sein müsste, ist damit vorprogrammiert.

Die Histaminose zeigt sich häufig um das 40. Lebensjahr, Frauen sind häufiger betroffen als Männer. Als Ursache dafür könnte eine Minderung der Östrogene infrage kommen. Bei männlichen HI-Patienten werden oft Medikamente genannt, die das Abbauenzym Diaminoxidase hemmen. Insbesondere die Substanz Azetylzystein wird bei Befragungen oft angegeben, aber auch der Einsatz von Schmerzmitteln und Rheuma-Medikamenten spielt eine Rolle.

Besonders Menschen mit einer entzündlichen Darmerkrankung bzw. mit einer Nahrungsmittel-Kreuzallergie haben ein erhöhtes Risiko, auch an einer Histamin-Intoleranz zu erkranken. Nur ganz wenige Personen haben einen angeborenen Enzymdefekt, bei der überwiegenden Zahl ist der Mangel am entscheidenden Enzym DAO erworben (siehe Seite 70).

Auch bei Kleinkindern kann es – wenn auch selten – vorkommen, dass das mit der Nahrung aufgenommene Histamin nicht ausreichend abgebaut wird. Es kommt dann zu allergieähnlichen Symptomen. Der Arzt wird mit verschiedenen Tests abklären, ob es sich um eine Lebensmittelallergie oder um eine Intoleranz handelt.

Vielfältige Beschwerden

Die Symptome sind zwar jenen einer Allergie zum Verwechseln ähnlich – es liegt aber keine allergische Reaktion vor, da keine Antikörper gebildet werden. Die Beschwerden entstehen durch eine Überlastung des Organismus mit Histamin, das nicht abgebaut werden kann.

Vor allem dann, wenn dieses in höherer Konzentration mit der Nahrung aufgenommen wird und wenn zu wenig DAO vorhanden ist. Dann gelangt Histamin über die Darmschleimhaut in die Blutbahn und von dort in die Organe, wo es die Zellen reizt.

Im Zentralnervensystem: Leitsymptom bei hohem Histaminspiegel im Blut ist der Kopfschmerz. Häufige Auslöser sind besonders Rotwein, aber auch Weißwein, Sekt und Champagner. Wer also nach Rotwein- und Käsegenuss **Schwindel, Hitzewallungen, ausgeprägte Kopfschmerzen** oder sogar **Migräne** entwickelt, sollte unbedingt an eine Histamin-Intoleranz denken. Noch dazu kommt, dass Alkohol den Histaminabbau hemmen kann. Auch Tyramin und Phenylethylamin – beides biogene Amine, die häufig in Schokolade und Käse vorkommen, – können Kopfschmerzen hervorrufen. Eine histaminfreie Diät kann deutliche Linderung bringen, wie auch eine Studie eines Wiener Ärzteteams zeigt: 35 Patientinnen – überwiegend Frauen –, die durchschnittlich 14-mal im Monat an Kopfschmerzsymptomen litten, haben vier Wochen lang eine histaminfreie Diät eingehalten. Danach waren 22 Personen völlig beschwerdefrei, acht stellten deutlich weniger Symptome fest, und nur fünf konnten über keine Besserung berichten.

Im Bereich der Atemwege: Immer wiederkehrende Anzeichen wie **rinnende Nase, heftige Atembeschwerden** oder plötzliches **Anschwellen von Lidern, Lippen, Gesicht** oder **Nasenschleimhäuten** sollten Sie ernst nehmen. Histaminreiche Kost kann auch Asthma auslösen, umgekehrt sollten Asthmatiker histaminhaltige Nahrungsmittel meiden. Auch Personen, die unter einem chronisch stark juckenden Ekzem bzw. an Nesselsucht (Urtikaria) leiden, weisen oft einen verzögerten Histaminabbau auf.

Herz-Kreislauf-System: Speziell nach dem Genuss von **Rotwein** kann es bei empfindlichen Personen zu Herzrhythmusstörungen kommen. Wichtig ist hier eine Herzuntersuchung, um andere Erkrankungen auszuschließen.

Histamin sorgt dafür, dass mehr Adrenalin ausgeschüttet wird, es kann zu einer Beschleunigung des Herzschlags sowie niedrigem oder hohem Blutdruck kommen. Zeigen die kardiologischen Befunde keine Auffälligkeiten, so kann eine histaminfreie Diät bzw. die medikamentöse Unterstützung beispielsweise durch H1-Rezeptorblocker die Beschwerden beenden.

Oft trifft es den Magen-/Darmtrakt: Übelkeit, Erbrechen, Durchfall, Magenkrämpfe oder Blähungen können typische

Anzeichen einer Histaminose sein. Bei chronischem Durchfall könnten aber auch eine Laktose-Intoleranz (siehe Seite 107), eine Fruktosemalabsorption (siehe Seite 129) oder eine Zöliakie (siehe Seite 151) vorliegen.

In Form von Hautproblemen: Typisch für HI ist **plötzliches Erröten des Gesichts** oder Juckreizattacken direkt nach dem Verzehr histaminreicher Speisen oder alkoholischer Getränke. Für Menschen mit Hautproblemen wie Neurodermitis (atopische Dermatitis) hat zu viel Histamin oft eine Verschlechterung des Hautbildes zur Folge.

Gut zu wissen: Die Krankheitszeichen einer Histamin-Intoleranz gleichen häufig jenen einer »echten« Nahrungsmittelallergie. Die Beschwerden treten in unterschiedlicher Ausprägung, meist kurz nach einer Mahlzeit (bis zu einer Stunde, selten später) auf.

Zu einem kurzfristigen Histaminanstieg kann es auch kommen bei

- **körperlicher Anstrengung**
- **plötzlichem seelischen Stress**
- **Hormonschwankungen:** Frauen leiden häufig vor dem Eisprung bzw. vor Beginn oder am ersten Tag der Menstruation unter krampfartigen Schmerzen, Migräneanfällen, Fließnase und Verdauungsproblemen. Dies könnte auch

durch einen Histaminüberschuss bedingt sein. Studien zeigen, dass das histaminabbauende Enzym Diaminoxidase in diesen Zyklusphasen in verminderten Mengen vorhanden ist. Eine Therapie mit einem Antihistaminikum kann helfen, die Histaminmengen einzudämmen und krampfartigen Unterleibsschmerzen vorzubeugen. In der Schwangerschaft produziert der Körper größere Mengen DAO, daher tritt auch eine HI kaum auf.

- **Infektionskrankheiten**
- **akuten Magen-Darm-Infekten, Durchfall:** Sie können vorübergehend die Aktivität des Enzyms DAO mindern. An sich schützt eine effektive Darmbarriere den Körper vor dem Eindringen des exogenen Histamins – das heißt vor jenem Histamin, das mit der Nahrung aufgenommen oder von Darmbakterien gebildet wird. Bei gestörten Darmbarrieren kann dieses Histamin aber in den Körper gelangen. Die DAO-Aktivität normalisiert sich in der Regel nach Abklingen des Infekts.
- Bei **chronisch entzündlichen Darmerkrankungen** wie **Morbus Crohn und Colitis ulcerosa** kann es während eines Schubs zu einem vorübergehenden DAO-Mangel kommen.
- **Röntgenkontrastmittel** und andere Medikamente können ebenfalls Histamin freisetzen.

Wie kommt es zu einem Histaminüberschuss?

Wenn ein **Mangel am Enzym Diaminoxidase (DAO)** besteht. Bestimmte **Medikamente** steigern oder blockieren die Histaminfreisetzung bzw. führen zu einer Verringerung der Aktivität des Enzyms DAO.

Ein Hauptfaktor ist verstärkte Zufuhr **histaminreicher Nahrungsmittel** (siehe S. 74) oder anderer **biogener Amine.**

Auch **Histamin-Liberatoren** können den Histaminspiegel im Blut erhöhen, indem sie das u. a. in Mastzellen gespeicherte Histamin freisetzen.

DAO – wenn ein wichtiges Enzym fehlt

Wenn Tests eindeutig ergeben haben, dass keine Lebensmittelallergie vorliegt, dann könnte dem Körper ein wichtiges Enzym namens Diaminoxidase (DAO) gänzlich oder teilweise fehlen. DAO ist ein empfindliches Enzym, das den Körper vor einem Überschuss an biogenen Aminen wie gerade dem Histamin schützt. Es wird von den Zellen der Darmschleimhaut ständig produziert und teilweise in den Dünndarm abgegeben, wo man auch die höchste Konzentration findet. In geringen Mengen kommt DAO auch in der Leber, den Nieren und in den weißen Blutzellen vor.

Bei einem DAO-Mangel liegt eine Störung des natürlichen

Histaminabbaus im Körper vor. Dadurch bleibt Histamin über wesentlich längere Zeit und in viel größeren Mengen als gewöhnlich im Körper aktiv und kann dadurch Beschwerden verursachen. Dieser DAO-Mangel kann – zwar selten, aber doch – angeboren sein.

Vielmehr

- kann **eine chronisch entzündliche Darmerkrankung** wie Morbus Crohn und Colitis ulcerosa oder **ein akuter Infekt** der Darmschleimhaut zu einer Verringerung der DAO führen. Die DAO-Enzymaktivität normalisiert sich in der Regel nach Abklingen des Infekts.
- Bestimmte **Medikamente** können die Aktivität des Enzyms drosseln. Dazu gehören etwa Mittel gegen Asthma, hohen Blutdruck, Rheuma, Schmerzmittel sowie Antibiotika. Rund 20 Prozent der Bevölkerung nehmen DAO-hemmende Medikamente zu sich. Gepaart mit zu viel Histamin in der Nahrung können dann pseudoallergische Effekte auftreten.
- Auch **Alkohol** hemmt die Diaminoxidase. Kakao, schwarzer Tee und Energy Drinks (Bestandteil Theobromin) können die Wirkung des Enzyms ebenfalls blockieren.

Medikamente können DAO hemmen

Häufig verwendete Wirkstoffe in Medikamenten wie Azetylzystein, Clavulansäure, Isoniazid, Verapamil, Metamizol oder Chloroquin können eine Blockade des Enzyms DAO auslösen. Somit ist der Körper einer erhöhten Histaminbelastung ausgesetzt.

Patienten, die eines oder mehrere der folgenden Medikamente einnehmen müssen, sollten histaminreiche Speisen meiden und den Arzt informieren, wenn bei ihnen Symptome einer Intoleranz auftreten.

Für Allergiker und Histamin-Intolerante empfehlen sich Schmerz- und Rheumamittel, welche die Histaminfreisetzung hemmen, z. B. mit dem Wirkstoff Ibuprofen.

Über 90 Medikamentenwirkstoffe stehen unter Verdacht, DAO zu hemmen. Dazu zählen u.a. einige Schmerz- und Schlafmittel, Hustenlöser, Antirheumatika und Antibiotika. Unter den DAO-Hemmer finden sich auch Wirkstoffe, die häufig gegen HI-Symptome wie Asthma, Herzbeschwerden und Bronchitis eingesetzt werden. Die Substanz Theophyllin in Asthmamittel etwa kann den Histaminabbau hemmen, daher sollten auch Asthmatiker ihre Medikamente nicht gemeinsam mit histaminreichen Nahrungsmittel wie etwa Sauerkraut, geräuchertem Fisch oder Käse einnehmen.

Folgende Wirkstoffe können das histaminabbauende Enzym Diaminoxidase (DAO) blockieren:

MEDIKAMENTENWIRKSTOFF	WIRKUNG ALS/BEI
Azemetacin	Antirheumatikum
Azetaldehyd	Abbauprodukt von Alkohol
Azetylzystein	Schleimlöser
Acriflavin	Antiseptikum

Ambroxol	Schleimlöser
Amitriptylin	Antidepressivum
Chinidin	Herzmittel
Chloroquin	Antirheumatikum
Cimetidin	Ulcusmittel
Clavulansäure	Antibiotikum
D-Cycloserin	Antibiotikum, Angstzustände
Diazepam	Tranquilizer
Dihydrazalin	gefäßerweiternder Wirkstoff
Framycetin	Antibiotikum
Furosemid	Diuretikum
Haloperidol	Neuroleptikum
Isoniazid	Tuberkulose
Metamizol	Schmerzmittel
Metoclopramid	Magen-Darm-Mittel
Pancuronium	Muskelrelaxans
Propafenon	Antiarrhythmikum bei Herzrhythmusstörungen
Theophyllin	Asthmamittel
Verapamil	Herz-Kreislauf-Mittel

(modifiziert nach Sattler et al. 1985 und Beutling 1996)

Es gibt zu jedem der hier genannten Wirkstoffe eine oder mehrere Alternativsubstanzen, die die DAO-Produktion nicht eindämmen – sprechen Sie mit Ihrem Arzt darüber. Setzen Sie auf keinen Fall ein Medikament eigenmächtig ab, nur weil Sie einen Zusammenhang mit bestimmten Beschwerden vermuten!

Welche Lebensmittel enthalten Histamin?

Der Histamingehalt in einzelnen Lebensmitteln kann stark schwanken und hängt von der Reifezeit, der Kühlung, den Hygienebedingungen während der Herstellung und dem Lebensmittel selbst ab. So können zum Beispiel Fischwaren bei unsachgemäßer Behandlung oder auch Lagerung rasch bedenkliche Histaminwerte entwickeln.

Grundsätzlich gilt:

- Je länger ein Nahrungsmittel gelagert oder gereift ist, desto höher ist sein Gehalt an Histamin und anderen biogenen Aminen.
- Daher möglichst frische Lebensmittel verwenden.
- Histamin wird auch durch Erhitzen nicht zerstört.
- Leicht verderbliche Gerichte wie Fisch oder Spinat nicht ein zweites Mal aufwärmen, da sich die bakterielle Aktivität bereits nach dem ersten Zubereiten stark entfaltet und in den

folgenden 24 Stunden sehr viel Histidin zu Histamin umgewandelt wird.

Die Menge macht's

Erfahrungsgemäß hängen die Beschwerden bei einer Histamin-Unverträglichkeit auch entscheidend von der Menge des aufgenommenen Histamins ab. So könnte es sein, dass ein kleiner Tomatensalat durchaus vertragen wird, kommt aber dann als Hauptgang eine Pizza mit Tomaten, Salami und Thunfisch dazu, gepaart mit einem Glas Rotwein und als Nachtisch eine Käseplatte, so können bei empfindlichen Personen starke körperliche Symptome auftreten.

Zu den Lebensmitteln, die am häufigsten Histamin-Unverträglichkeiten auslösen, zählen geräucherter und marinierter Fisch bzw. gepökeltes Fleisch, lang gereifter Käse, Rotwein und gegärte Lebensmittel wie Sauerkraut.

Frischfleisch, frischer Fisch, Milch und Frischmilchprodukte (z. B. Sauermilch, Jogurt, Frischkäse, Mozzarella) oder frische Eier enthalten nur geringe Mengen Histamin.

Die folgende Tabelle enthält eine detaillierte Auflistung von histaminreichen bzw. histaminarmen Lebensmitteln:

Nahrungsmittel	besonders histaminreich	Alternativen/ histaminarm
Fisch	Thunfisch, Sardinen, Hering, Sardellen (besonders wenn sie geräuchert, gesalzen oder mariniert sind), geräucherte Makrelen, Matjes, Rollmöpse, Konserven	frischer Fisch (auch tiefgefroren) von Dorsch, Seelachs, Scholle, Kabeljau, Seehecht
Milch-/ Käseprodukte	lang gereifte Käsesorten oder Käse aus Rohmilch bzw. Sauermilch; Hartkäse wie Parmesan, alter Gouda, Emmentaler, Bergkäse, Camembert, Brie, Tilsiter, Edelschimmelkäse, Quargel (Harzer)	frische Milchprodukte wie Butter, Milch, Kefir, Buttermilch, Joghurt, Quark (Topfen), Sahne (Schlagobers); sehr junge Käsesorten wie Butterkäse, junger Gouda, Frischkäse
Wurst/Fleisch	roher Schinken, Salami, Osso Collo (besonders wenn Wurstware geräuchert, gepökelt oder gesalzen ist)	frische, wenig verarbeitete Wurstwaren und frisches Fleisch, Frischwurstaufschnitt

Gemüse	mikrobiell vergoren, in Essig mariniert (eingelegtes Gemüse); Sauerkraut, Spinat, Tomaten, Auberginen, Avocado	Kartoffel, Karotten, Blumenkohl (Karfiol) Gurken, Broccoli, Lauch, Knoblauch, Erbsen, Weißkohl, Blattsalate wie grüner Salat, Kürbis, Mangold, Pilze, Rhabarber, Spargel, Zucchini, Zwiebel, Rote Bete (Rote Rüben), Paprika, Radieschen
Obst	Erdbeeren, Kiwi, Orange, Grapefruit, Ananas, überreife Bananen, rote Pflaumen, Birnen, Himbeeren	frisches Obst: Apfel, Johannisbeeren, Aprikosen (Marillen), Blaubeeren (Heidelbeeren), Zitronen, Kirschen
Alkoholika	lang gereifte Weine, lang gegärte Biere, Rotwein, Champagner, Sekt, Weizenbiere	in geringen Mengen klare Spirituosen wie Schnaps, Pils/Export-Biere, trockener Weißwein

Sonstiges	Würzsoßen und -pasten, Hefeextrakte, Sojasoße, Ketchup, Sojapaste, Tafelessig, Rotweinessig, schwarzer Tee	Gewürze, Kräuter, Salz, Reis, Nudeln, Eier, Butter, Pflanzenöle, Getreideprodukte ohne Hefe; grüner Tee

Tabelle: Quelle: modifiziert nach Beutling 1996, Becker 2006 und Lämmel 2006, VFED, März 2007

Gut zu wissen: Mit der Nahrung nehmen wir im Schnitt täglich vier Milligramm Histamin zu uns. Bei einer Histamin-Intoleranz können bereits 15 bis 30 Mikrogramm Histamin Symptome hervorrufen. Diese Mengen sind schon in einem Viertelliter Rotwein und einem kleinen Stück alten Gouda enthalten.

Die einzelnen Nahrungsmittelgruppen und ihr Histamingehalt

Fisch

Frischer Fisch ist nahezu (hist)aminfrei, allerdings neigt sein Fleisch – besonders von Makrele, Thunfisch, Hering – rasch dazu, zu verderben, insbesondere bei unsachgemäßer Kühlung (z. B. Unterbrechung der Kühlkette beim Transport). Besonders Fischsorten aus warmen Gewässern (z. B. Thunfisch) müssen direkt nach dem Fang auf Eis, um das Entstehen großer Histaminkonzentrationen zu vermeiden. Früher wurde die Histaminmessung in Fischkonserven zur Lebensmittelüberwachung eingesetzt.

Ebenso wird durch die Weiterverarbeitung mittels Salzung (z. B. Matjeshering, Sardinen, Sardellen, Seelachs/roter Lachsersatz) und/oder Räuchern (z. B. Forelle, Makrele, Kieler Sprotten, Schillerlocken, Bücklinge) und Konservierung (Fischkonserven) der Histamingehalt weiter in die Höhe getrieben. Marinierter Fisch ist über den Histamingehalt vieler Marinaden (z. B. Essig) zusätzlich belastet (z. B. Bismarckhering, Rollmops).

Käse

Histaminreicher Käse wird weit besser vertragen als histaminreicher Fisch. Eine Erklärung dafür könnte sein, dass biogene Amine aus Käse im Magen-Darm-Trakt nur relativ langsam freigesetzt werden.

Milchprodukte

Frischmilchprodukte wie z. B. Milch, Buttermilch, Rahm, Joghurt, Butterkäse, Frischkäse (nicht Schmelzkäse!) enthalten nur wenig Histamin. Je länger der Käse hingegen gereift ist, desto höher ist seine Histaminkonzentration. Da sich das besondere Aroma vieler Käsesorten aber erst mit zunehmender Reifung entfaltet, sind gerade die wohlschmeckenden, vollmundigen Käsesorten bezüglich ihres hohen Histamingehaltes problematisch (z. B. »alter« Gouda, »überreifer« Camembert, Salzkäse wie Parmesan, Schimmelkäse wie Roquefort).

Fleisch

Ebenso wie Fisch sind Fleisch und Wurst in rohem und gekochtem Zustand histaminarm. Wird das Fleisch jedoch zu Wurstwaren weiterverarbeitet, kommt es im Zuge der Reifung in unterschiedlichem Ausmaß zur Anreicherung von biogenen Aminen, wie z. B. bei Rohwürsten oder Rohschinken, die durch Trocknung von rohem Fleisch, meist unter Zusatz von Salz (Pökelungsreifung) und Räucherung (Rauchreifung), hergestellt werden.

Schokolade, Zitrusfrüchte und Nüsse

Der Histamingehalt dieser Nahrungsmittel ist eher gering. Schokolade etwa enthält hingegen biogene Amine wie Tyramin bzw. Phenylethylamin, die Intoleranzen auslösen können.

Alkoholika

Alkohol verstärkt die Wirkung biogener Amine; also auch von Histamin. Durch den Alkohol wird die Durchlässigkeit der Darmwand erhöht, sodass Histamin rascher in den Blutkreislauf tritt.

Der Genuss von Alkohol (vor allem Rotwein, Sekt, Champagner, Weizenbier, hefetrübes Bier) ist bei einer Histamin-Intoleranz also in dreifacher Hinsicht bedenklich: Er enthält viel Histamin, kurbelt die körpereigene Histaminbildung an (ist ein sogenannter Histamin-Liberator) und hemmt zusätzlich noch die DAO.

So wird bei gut gereiften Rotweinen (Chianti, Burgunder, Bordeaux) der Säureabbau mithilfe von Milchsäurebakterien in Gang gebracht, auch eine lange Maischegärung fördert die Entstehung von Histamin. Bei säurearmen weißen Weinen hingegen, wie dem Grünen Veltliner aus Österreich oder dem deutschen Rhein-Mosel-Riesling, entsteht kaum Histamin. Trotzdem klagen Weißweintrinker oft über Migräne und andere pseudoallergische Reaktionen. Diese können durch erhöhte Mengen an Sulfit hervorgerufen werden – dieser Stoff hemmt das Wachstum von Pilzen. Besonders Asthmatiker können heftig auf Sulfit reagieren (siehe auch Kapitel »Pseudo-Allergie«, Seite 97).

Champagner wird ebenfalls mit Sulfit konserviert, außerdem enthält er auch viel Histamin. Als Alternative bieten sich spezielle Sektsorten an, die kaum Histamin und relativ wenig Sulfit enthalten.

Gut zu wissen: Bei Beschwerden verzichten Sie am besten eine Weile auf den Genuss von Wein. Wenn sich die Symptome bessern bzw. verschwinden, probieren Sie schrittweise in kleinen Schlucken verschiedene Weinsorten aus – und beobachten Sie genau die Reaktionen darauf.

Pflanzliche Nahrungsmittel

Diese enthalten von Natur aus nur geringe Histaminmengen, die bei der Produktion/Reifung jedoch beträchtlich anwachsen können, so zum Beispiel bei in Essigmarinade eingelegten Gurken oder Mixed Pickles.

Sauerkraut wird aus fein geschnittenem Weißkohl in einer zweiprozentigen Salzlake mithilfe von Milchsäurebakterien hergestellt. Am Gärprozess sind auch Histaminbildner beteiligt. Bei der Zubereitung von Sauerkraut kann durch die Abtrennung der Lake eine deutliche Reduzierung des gesamten Histamin-Gehalts erreicht werden.

Gut zu wissen: Der Geschmacksverstärker Glutamat (E 620-625) wird wie Histamin durch die Diaminoxidase abgebaut. Daher sind Personen mit Histamin-Intoleranz oft auch gegenüber Glutamat sehr empfindlich.

Vorsicht bei …

Hefeextrakt ist extrem stark mit Histamin belastet. Er wird aus Bierhefe hergestellt und dient als Geschmacksverstärker in fast allen Tüten- und Dosensuppen, Fertigsaucen, Tiefkühlpizzen und Nudelgerichten sowie in Fertigmenüs. Hefeextrakt muss auf der Zutatenliste aller Lebensmittel angegeben werden.

Schokolade enthält keine bis nur mäßige Mengen an Histamin, ist aber dafür reich an anderen biogenen Aminen und wird erfahrungsgemäß bei Histamin-Intoleranz schlecht vertragen. Also Vorsicht bei Kakao und heißer Schokolade. Personen mit häufigen Verdauungsbeschwerden sollten darüber hinaus Kaffee und schwarzen Tee meiden, da diese Sorten die vorhandene Symptomatik verstärken können.

Gut zu wissen: Greifen Sie zu frischen, kurz gereiften Nahrungsmitteln, sie enthalten nur wenig Histamin. Mit zunehmender Lagerungsdauer steigt auch der Histamingehalt in Lebensmitteln an. Wärmen Sie Mahlzeiten nicht auf, auch hier kann sich Histamin bilden.

Biogene Amine: Nicht nur Histamin

Neben dem Histamin gibt es noch eine Reihe anderer biogener Amine wie Tyramin oder Serotonin. Wenn diese im Übermaß im Körper vorhanden sind bzw. ein gestörter Abbau vorliegt, so können sie – wie Histamin – heftige Symptome auslösen. Schokolade zum Beispiel enthält das biogene Amin Tyramin – es erhöht den Blutdruck und kann Migräneanfälle verursachen. Bei Migränepatienten reicht bereits eine Menge von 100 mg Tyramin für einen Anfall aus. Auch die biogenen Amine Serotonin und Phenylethylamin zeigen ähnliche Wirkung auf Migränepatienten.

Biogene Amine spielen oft eine Rolle als Geschmacks- und Aromastoffe. Einige der Amine, oder aus ihnen gebildete Substanzen, wirken beim Menschen als Hormone und sind bei der Regulation der Blutzirkulation oder als Überträgersubstanzen für das Nervensystem wichtig. Biogene Amine können in Lebensmitteln direkt gebildet werden. Aber auch durch Verarbeitung, Reifung oder Lagerung kommt es zu biochemischen und mikrobiologischen Eiweißveränderungen und somit zur Bildung von Histamin und Co.

Zu den biogenen Aminen gehören:

Biogenes Amin	Vorkommen zum Beispiel
Histamin	Fisch, Käse, Wein (wie Chianti, Burgunder)
Cadaverin	verdorbenes Fleisch
Putrescin	verdorbenes Fleisch, Käse, Tomaten, Orangen
Agmatin	Käse
Tyramin	Käse (besonders Parmesan, Cheddar, Camembert), Hering, Schokolade, Kakao, Zitrusfrüchte, Sauerkraut, Wein
Phenylethylamin	Bitter- und Milchschokolade, Käse (wie Cheddar)
Serotonin	Ananas, Avocado, Banane (altersgereift), Walnüsse

Ausgangssubstanz	Biogenes Amin	Wirkungen
Histidin	Histamin	Pseudo-Allergie, Kopfschmerz, Migräne, Koliken, Flush
Phenylalanin	Phenylethylamin	Kopfschmerz, Migräne, Schwindel, Übelkeit
Tyrosin	Tyramin	Herzklopfen, Anstieg des Blutdrucks kann zu Kopfschmerzen, Migräne führen. Vorsicht bei der Einnahme von sogenannten MAO-Hemmern (gegen Depressionen): Sie schränken den Abbau von Tyramin ein.
Dihydroxyphenylserin	Noradrenalin	Blutdruckanstieg
L-Tryptophan	Serotonin	erhöht den Blutdruck, Migränegefahr, regt die Darmtätigkeit an
Ornithin	Putrescin	Wachstumsfaktor für Bakterien und Schimmelpilze, verstärkt Histamin

Quelle M. Ledochowski M., Bair H., Fuchs D: Laktoseintoleranz, Journal für Ernährungsmedizin 2003; 5 (1), 7-14

Histamin-Liberatoren kurbeln die Histaminproduktion an

Histamin-Liberatoren sind Substanzen, die Histamin freisetzen – ohne dass dafür eine Reaktion des Immunsystems notwendig ist. Damit werden auch die Symptome einer Histamin-Intoleranz verstärkt. Zu den Histamin-Liberatoren gehören:

- Erdbeeren
- Zitrusfrüchte
- Tomaten, Tomatenmark, Tomatensaft
- Meeresfrüchte
- Ananas
- Nüsse
- Kiwi
- Alkohol
- Medikamente:

Es gibt Wirkstoffe in Schmerz-, Rheuma- oder Asthmamitteln, die die Freisetzung des in Mastzellen gebundenen Histamins verstärken, wie z. B. die Azetylsalizylsäure (ASS) in Schmerzmitteln. ASS hemmt ein bestimmtes Enzym im Körper (Cyclooxygenase), das die Produktion von gefäßerweiternden Substanzen steuert. Damit können gefäßverengende Wirkstoffe, die auch die Bronchien beeinflussen, die Oberhand gewinnen. Durch die Enzymhemmung wird auch Histamin freigesetzt – im Endeffekt kann es zu asthmatischen Anfällen kommen. Aber auch Nesselsucht, Blutdruckabfall und Fließschnupfen sind typische Symptome, die 20 bis 30 Minuten nach der Einnahme auftreten können.

Azofarbstoffe, die zum Färben von Lebensmitteln verwendet werden, haben chemisch gesehen eine ähnliche Struktur wie das Aspirin. Daher sollten ASS-Empfindliche auch bei Azofarbstoffen vorsichtig sein. Zu den Medikamentenwirkstoffen, die eine Freisetzung von Histamin bewirken können, zählen auch Diclofenac (gegen Rheumaschmerzen), Mefenaminsäure (Schmerzzustände), Indometacin (Rheumamittel) und Ketoprofen (Schmerzmittel).

Röntgenkontrastmittel und auch Substanzen wie Codein (in Hustenmitteln), Morphine sowie barbiturathaltige Schlaf- und Narkosemittel können ebenfalls eine direkte Histaminfreisetzung bewirken.

Als Alternative dazu gibt es Schmerz- und Rheumamittel mit den Wirkstoffen Fenbufen und Ibuprofen, welche die Histaminfreisetzung eindämmen. Fragen Sie Ihren Arzt!

Gut zu wissen: Wenn Sie nach dem Genuss von Erdbeeren einen Nesselausschlag bekommen, so kann das deshalb sein, weil die kleinen roten Früchte Histamin freisetzen. Es kann aber auch eine Reaktion auf Salizylsäure sein, die als natürlicher Stoff in Erdbeeren vorkommt.

Wie entdeckt der Arzt eine Histamin-Intoleranz?

Eine klare Diagnose einer HI mit nachfolgender Therapie kann Betroffenen viel Leid ersparen. Viele Patienten, die jahrelang an unerklärlichen Kopfschmerzen oder Durchfällen leiden, können nach einer eindeutigen Bestimmung der Histaminose wieder beschwerdefrei leben.

Bei Verdacht auf Histamin-Intoleranz müssen auch immer Grunderkrankungen erkannt bzw. ausgeschlossen werden, die eine Hemmung der DAO bewirken können. Hierzu zählen insbesondere Erkrankungen von Entgiftungsorganen wie Leber, Darm und Nieren. Auch Kohlenhydrat-Unverträglichkeiten wie die Laktose-Intoleranz (siehe Seite 107) sollten abgeklärt werden.

Erhebung der Vorgeschichte (Anamnese)

Sehr hilfreich ist es, ein Tagesprotokoll zu erstellen. Darin sollte enthalten sein:

- was man isst,
- was man trinkt (einschließlich Alkohol),
- Medikamentenzufuhr (Name des Präparates, wie oft und wann wird es eingenommen, welche Beschwerden treten auf),
- bestehen allergische Erkrankungen oder Magen-Darm-Erkrankungen?

Auffällig sind Beschwerden wie Kopfschmerzen und Migräne sowie Bauchschmerzen, Koliken, starke Darmgeräusche und Durchfall. Dazu kommt es meist nach Verzehr von Rotwein, Hartkäse, Dauer- oder Räucherwurst, Schokolade oder Tomaten. Typischerweise treten Symptome nach ungefähr einer Stunde auf.

Blutuntersuchung

a) Wenn sich der Verdacht auf eine Histamin-Intoleranz erhärtet hat, kann die **Aktivität des histaminabbauenden Enzyms DAO im Blutserum** gemessen werden. Je niedriger der DAO-Wert im Blut, desto höher die Wahrscheinlichkeit einer Histamin-Intoleranz.
b) Zusätzlich lässt sich im Blutplasma der **Histaminspiegel** und im Blutserum der **Vitamin-B_6-Spiegel** bestimmen.
c) Ist im Blutbild zu wenig Vitamin B_6 vorhanden, so kann das auch ein Hinweis auf eine Histamin-Intoleranz sein, da DAO ein Vitamin-B_6-abhängiges Enzym ist.
d) Auch die Ausscheidung der Histamin-Metaboliten im Urin kann Hinweise geben.

Diäten

Wurde eine Allergie ausgeschlossen, empfiehlt der Arzt meist eine **Eliminations-Diät.** Dabei wird der Patient auf eine histaminarme Kost gesetzt, die er zirka vier Wochen einhalten muss – d.h., alle histaminreichen und -freisetzenden Speisen sowie die entsprechenden Arzneimittel werden gemieden. Bei einer vorhandenen Histamin-Intoleranz erfolgt binnen zwei

Wochen eine relativ rasche Symptombesserung. Auch durch einen neuerlichen Bluttest sieht man deutlich, ob sich der Histamin-Spiegel normalisiert hat. Dann kann man vorsichtig wieder verbotene Lebensmittel in kleinen Mengen zu sich nehmen und die Reaktion beobachten.

Halten Sie den mit dem Arzt erstellten Diätplan unbedingt genau ein. Es ist wichtig herauszufinden, was wirklich die Ursache ist und wie viel von einem Lebensmittel schon zu viel sein könnte. Die Toleranzgrenze ist von Mensch zu Mensch unterschiedlich, außerdem weisen Lebensmittel differenzierte Mengen an Histamin auf.

Hilfe bei einer Histamin-Intoleranz

- Die **histaminarme Diät** ist das wichtigste Standbein der Therapie. Mit ihrer Hilfe kann auch die individuelle Toleranzgrenze für das Histamin ermittelt werden, die bei jedem Menschen unterschiedlich hoch ist. Die Erfolgsrate spricht für sich: Bei den meisten Betroffenen kommt es zu einer spürbaren Linderung bis hin zur vollständigen Beschwerdefreiheit. Wer nach dem Genuss eines bestimmten Lebensmittels typische Symptome zeigt, ist dem Täter sozusagen schon auf der Spur.

Gut zu wissen: Greifen Sie während einer Eliminationsdiät grundsätzlich zu frischen, kurz gelagerten und unfermentierten Lebensmitteln, sie sind histaminarm. Sie dürfen auch die meisten Obst- und Gemüsesorten essen (Ausnahmen finden Sie etwa in den Kapiteln »Biogene Amine«, »Histamin-Liberatoren«), da sie wenig bis kein Histamin enthalten. Dazu zählen etwa

- Äpfel,
- Karotten,
- Marillen (Aprikosen),
- Kirschen,
- Zitronen,
- Mango,
- Mais,
- Melonen,
- alle Kohlsorten (am besten gekocht),
- grüner Salat.

Frisches Fleisch, frischer Fisch, Milchprodukte wie Sauerrahm, Joghurt, Frischkäse (Vorsicht allerdings bei gereiften Käsesorten!), auch Brot- und Backwaren, Kartoffeln, Nudeln und Reis sind erlaubt (siehe auch Tabelle »histaminreiche/histaminarme Lebensmittel« auf Seite 76 ff.). Trinken sollten Sie während der Diät nur Wasser oder Tee (außer Schwarztee). Vermeiden Sie aufgewärmte Mahlzeiten, Histamin ist hitzebeständig und kann durch Kochen nicht zerstört werden.

Achtung: Eine »echte« Lebensmittelallergie muss unbedingt ausgeschlossen werden, da bestimmte Nahrungsmittel Allergene beinhalten können.

- Verzichten Sie auch auf **Medikamente**, die DAO hemmen, bzw. auf solche, die Histamin freisetzen können (Histamin-Liberatoren).
- Trinken Sie keinen Alkohol.
- Sogenannte **Antihistaminika** beeinflussen die Wirkung des Histamins, indem sie im Körper die Histaminrezeptoren blockieren. Das sind genau jene Überträgerstellen, mit deren Hilfe das Histamin an die Zellen andockt. Besonders geeignet sind Antihistaminika (»Antiallergika«) zur kurzfristigen Symptomunterdrückung – beispielsweise vom Typ H1-Rezeptorblocker. Histaminblocker wirken bei Anzeichen wie asthmatischer Schnupfen, Hautbeschwerden, Schwindelgefühl und Kopfschmerzen.

Sobald Sie beschwerdefrei sind, sollten Sie herausfinden, welche Histaminmenge Sie vertragen. Dazu essen Sie zunächst nur Lebensmittel mit geringem Histamingehalt, in der Folge steigern Sie die Portionen langsam und über den Tag verteilt.

Vitamine

Die DAO ist ein kupferhaltiges Enzym, das neben dem Mikronährstoff Zink auch Vitamin B_6 und Vitamin C als Coenzyme benötigt:

Vitamin B_6: Bei histaminintoleranten Personen liegt häufig ein Mangel an diesem Vitamin vor. Da Vitamin B_6 als Koenzym im Aminosäurestoffwechsel von großer Bedeutung ist, begünstigt eine Unterversorgung mit diesem Vitamin einen Überschuss an Histamin.

Vitamin C kann Histamineffekte im Körper abbauen. Nehmen wir zu wenig Ascorbinsäure auf, kann dies den Histaminspiegel im Blut erhöhen. Raucher sind aus diesem Grund besonders gefährdet, da die Gefahr einer Vitamin-C-Unterversorgung sehr groß ist.

Gut zu wissen: Sind Vitamin B_6 und Vitamin C sowie die Mikronährstoffe Kupfer und Zink in ausgewogener Menge vorhanden, begünstigt das den Histaminabbau. Der Eiweißstoff L-Glutamin kann eine Entzündung der Darmschleimhaut positiv beeinflussen.

Diätetische Lebensmittel

Nach der Diagnose »Histamin-Intoleranz« ist es mindestens vier Wochen lang notwendig, eine histaminfreie Diät zu halten. Damit wird dem Körper auch eine Erholungsphase gegönnt. Wer aber auf Dauer auf Käse oder Tomaten nicht verzichten möchte, kann den Enzymmangel mithilfe spezieller Tabletten ausgleichen. Diese Präparate enthalten Diaminoxidase, das dem körpereigenen Enzym entspricht. Vor histaminreichen Mahlzeiten wird eine Kapsel geschluckt; das Enzym passiert unbeschadet den Magen und wird erst im Dünndarm aktiviert. Dort unterstützt es mit der (wenigen) körpereigenen DAO den Abbau des Histamins; der Betroffene bleibt beschwerdefrei. Ziel ist es, mithilfe der diätetischen Lebensmittel die histaminarme Diät effektiv zu unterstützen und bei Beschwerdefreiheit möglichst wieder schrittweise zur Normalkost überzugehen.

Histamin-Intoleranz-Test: Sind Sie auch betroffen?

Verspüren Sie nach dem Verzehr bestimmter Nahrungsmittel wie Rotwein, Sauerkraut, geräuchertem Fisch, gepökeltem Fleisch, Tomaten, Nüssen, Essig, Sojasauce, lang gereiften Käsesorten folgende Symptome?

- Magen-Darm-Störungen, wie Durchfall, Bauchschmerzen oder Krämpfe, weicher Stuhl, Übelkeit, Sodbrennen, Brechreiz, Erbrechen, Völlegefühl, Blähungen, erhöhte Stuhlfrequenz, Reizmagen und Reizdarm, Müdigkeit nach dem Essen, unangenehmer Stuhldrang, Blähbauch etc. ❑ **ja** ❑ **nein**

- leichte bis mittelschwere Kopfschmerzen oder Migräneattacken ❑ **ja** ❑ **nein**

- laufende Nase, Schnupfen ❑ **ja** ❑ **nein**

- häufiges Husten, Räuspern oder Asthma ❑ **ja** ❑ **nein**

- Hautausschlag ❑ **ja** ❑ **nein**

- niedriger Blutdruck (Schwindelgefühl, Orientierungsstörungen, Übelkeit) ❑ **ja** ❑ **nein**

- Herzrhythmus-Störungen ❑ **ja** ❑ **nein**

- bei Frauen: Beschwerden (Schmerzen, Krämpfe) besonders am ersten Tag der Regel ❑ **ja** ❑ **nein**

Jede Antwort mit **Ja** sollten Sie mit Ihrem Arzt besprechen!

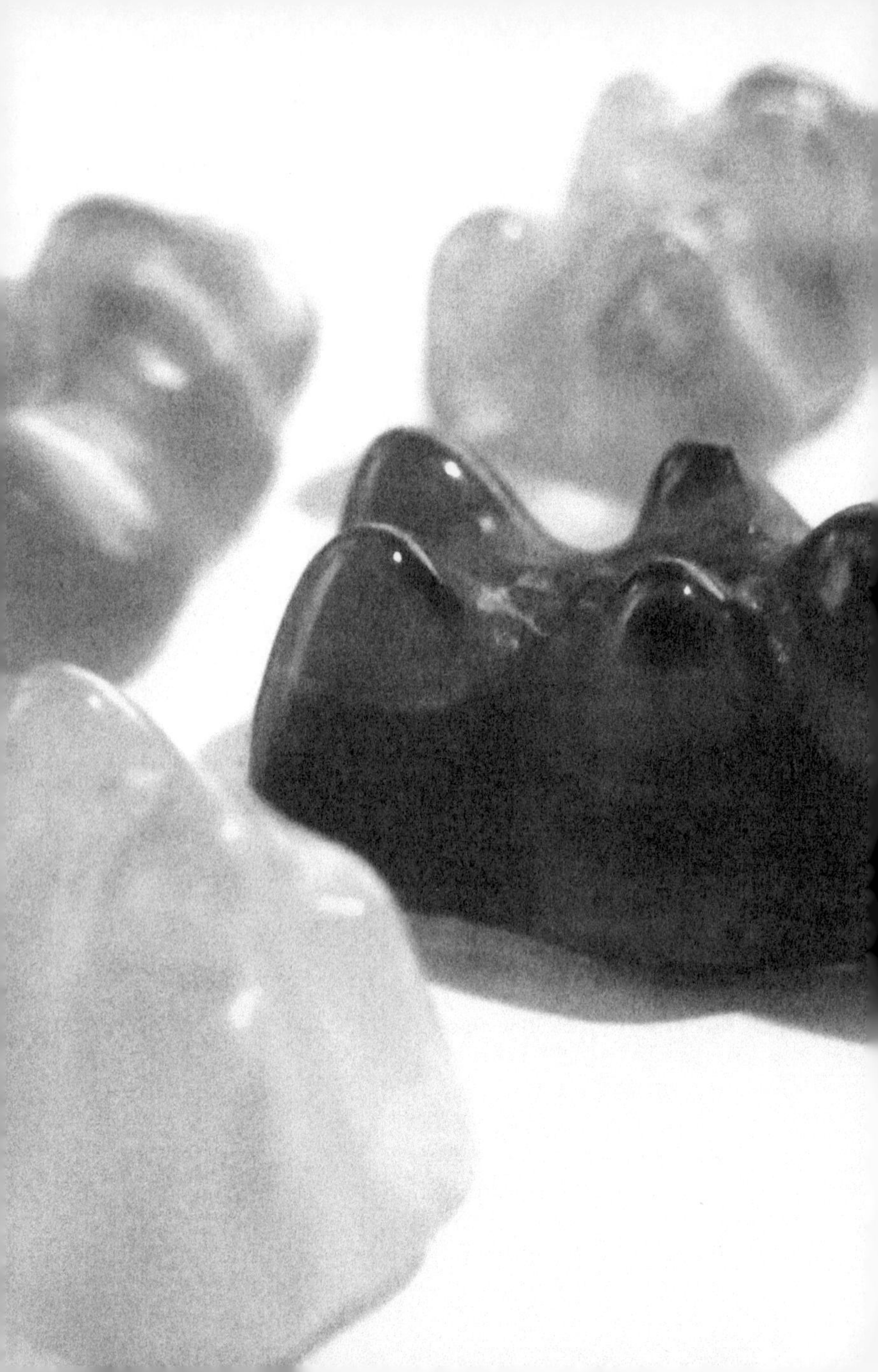

Pseudo-Allergien

Beschwerden nach chinesischem Essen

»Eigentlich habe ich chinesisches Essen immer gut vertragen. Seit zirka einem halben Jahr ist mir aber aufgefallen, dass ich nach dem Besuch im China-Restaurant sehr hefige Kopfschmerzen bekomme, die plötzlich auftreten. Es kommt auch zu heftigen Schweißausbrüchen. Wie Tests gezeigt haben, vertrage ich kein Glutamat. Ich muss also auch bei Fertiggerichten sehr genau darauf achten, ob diese mit diesem Geschmacksverstärker versetzt sind.«

Harald, 42 Jahre

Empfindlich auf Zusatzstoffe

Der erste Blick beim Kauf eines Lebensmittels gilt oft dem Haltbarkeitsdatum, schließlich wird der Einkauf meist nicht am selben Tag verbraucht. Um ein Nahrungsmittel zu konservieren, bedient sich die Industrie verschiedener Methoden. Sterilisieren, Tieffrieren, Bestrahlen oder Dörren ist genauso gang und gebe wie Salzen, Pökeln oder Räuchern. Meist werden auch noch verschiedene Chemikalien hinzugefügt. Oft sind es diese chemischen Zusätze, deren Substanzen das Wohlbefinden beeinträchtigen: Sogenannte pseudoallergische Reaktionen können spontan zu Hautjucken, Nesselsucht, tränenden Augen, Fließ- und Niesschnupfen, nicht allergischem Asthma oder anschwellendem Gaumen führen. Es kommt dabei zwar zu einer massiven Histaminausschüttung, aber ohne allergischen Hintergrund – eine lebensbedrohende Situation ist damit ausgeschlossen.

Die wichtigsten Auslöser

Chemische Konservierungsmittel

Sie sind unter anderem häufig in Fertigsoßen, Fertigsalaten, Senf, Marzipan, Marmeladen, als Grundstoff für Limonaden und auch in der Fruchtzubereitung für Joghurts zu finden. Zu den chemischen Konservierungsmittel zählen zum Beispiel

Sorbinsäure (E 200), Propionsäure (E 280) Benzoate (E 210–219)

Personen mit einer Aspirin-Unverträglichkeit reagieren oft auch auf das Konservierungsmittel Benzoesäure und ihre Verbindungen mit Beschwerden. Benzoate haben konservierende Eigenschaften und dürfen zum Beispiel Fertigsalaten, Fischmarinaden und Sauerkonserven zugesetzt werden. Benzoate und die verwandten Salizylate (Salizylsäure) kommen auch ganz natürlich in Lebensmitteln vor, zum Beispiel in Preiselbeeren, Erdbeeren, Brombeeren, Heidelbeeren, Trockenobst und in Gewürzen wie Anis, Senf, Majoran und Melisse. Symptome wie z. B. Nesselsucht und Kontaktdermatitis werden – bevorzugt bei Asthmatikern – meist nur bei hohen Dosen hervorgerufen.

Schwefeldioxid (SO_2) und andere Schwefelverbindungen (E 220–228)

Schwefelverbindungen haben keimtötende Wirkung und verhindern das Braunwerden von Früchten und Gemüse. Geschwefelte Trockenmarillen (Aprikosen) beispielsweise sind schön orange, während ungeschwefelte bräunlich sind. Achten Sie beim Einkauf von Trockenfrüchten auf den Hinweis »ungeschwefelt«! SO_2 und andere Schwefelverbindungen finden sich in erhöhten Mengen beispielsweise in Trockenfrüchten, kandierten Früchten, Wurst, Wein, Weinessig, Zitronen, getrockneten Kartoffeln, Grapefruitsaft, Fruchtsäften, Marmeladen, Soßen und Sauerkrautsaft. Schon nach dem Verzehr weniger stark geschwefelter Aprikosen kann es zum sogenannten Sulfit-

Asthma kommen, das besonders häufig Asthmatiker in Form von Hautreizungen oder Kopfschmerzen trifft.

Antioxidantien (wie Butylhydroxytoluol [E **321**])
Sie verhindern das Ranzigwerden eines Lebensmittels, verlängern die Haltbarkeit von Getränken und bewirken auch, dass Früchte ihre Farbe behalten und nicht braun werden.

Geschmacksverstärker

Auch die Glutamat-Unverträglichkeit – besser bekannt unter **»China-Restaurant-Syndrom«** – ist eine Form der Pseudo-Allergie. Glutaminsäure und ihre Salze **(E 620–625)** werden als Geschmacksverstärker in der asiatischen Küche u. a. für salzige Speisen (Fleisch, Gemüse) verwendet. Der Verzehr glutamathaltiger Gerichte kann bei Empfindlichen zu Kopfschmerzen, Spannungsgefühl im Gesicht, Schweißausbrüchen, Schmerzen im Brustbereich oder Schwindel führen. Die Ausprägungen der Symptome sind stark dosisabhängig. Glutamat kann auch in Sojasoßen und in vielen Fertigprodukten wie Konserven, Trockensuppen, Salat-Dressings und Gewürzmischungen vorkommen.

Farbstoffe (E 102, 104, 122, 129)

Hier sind besonders die synthetischen Azofarbstoffe als Auslöser von Pseudo-Allergien von Bedeutung. Dazu zählen Tartrazin (E 102), Chinolingelb (E 104), Azorubin (E 122) und der neue Farbstoff Allurarot AC (E 129).

Innerhalb dieser Gruppe kommt es am häufigsten beim gelben Farbstoff Tartrazin zu Reaktionen. Personen, die auf Azetylsalizylsäure (Aspirin) empfindlich reagieren (z. B. mit Nesselsucht), sprechen oft auch auf Tartrazin an. Tartrazin wird z. B. in Süß- und Backwaren, Getränken, Senf, Fertigsoßen, Dressings, Fruchtjogurts und Wurstwaren eingesetzt.

Auch der natürliche Farbstoff Cochenillerot (Karmin, E 120) kann unerwünschte Folgen auslösen. Dieser Farbstoff wird aus getrockneten weiblichen Schildläusen gewonnen und vor allem zur Färbung von Campari verwendet. Da der Extrakt Eiweiß enthält, kann er sogar echte Allergien verursachen.

Süßstoffe: Saccharin (E 954), Aspartam (E 951), Cyclamat (E 952)

Sie sind in kalorienreduzierten Light-Produkten zu finden, es handelt sich um chemische Verbindungen, deren Süßkraft jene des Zuckers um das zehn- bis 100fache übersteigt.

Ärztliche Unterstützung

Der Arzt wird Sie zunächst zu Ihren Essgewohnheiten befragen, dabei ist das Führen eines Ernährungstagesbuchs sinnvoll und nach Ausschluss einer Allergie durch bestimmte Tests (siehe Seite 37) eine Diät ohne Zusatzstoffe empfehlen (siehe »Additivafreie Diät«, Seite 103).

Treten die Symptome unter der Diät nicht auf, kann es sein, dass Sie tatsächlich eine Pseudo-Allergie auf Zusätze in Fertiglebensmitteln haben. Folglich wird die Diät mit dem Ziel fortgeführt, die verbotenen Zusätze nach und nach einzuführen und so ihre individuelle Verträglichkeit zu testen.

Was ist eine E-Nummer?

Zusatzstoffe müssen in der Zutatenliste immer mit dem Klassennamen und dem konkreten Namen oder der konkreten E-Nummer (nach europäischem Standard) deklariert werden, also entweder »Konservierungsmittel Schwefeldioxid« oder »Konservierungsmittel E 220«. Folgende Begriffe in der Zutatenliste deuten auf das Vorhandensein von Schwefeldioxid und Sulfiten hin:
Backaromen, Calciumbisulfit (E 227), Calciumsulfit (E 226), flüssiges Pektin, Gelees, Kaliumbisulfit (E 228), Kaliummetabisulfit (E 224), Maismehl, Marmelade, Melasse, Natri-

umhydrogensulfit (E 222), Natriummetabisulfit (E 223), Natriumsulfit (E 221), Schwefeldioxid (E 220), Trockenfrüchte, Wein, Weinessig, Zitronat.

Additivafreie Diät

Ein Beispiel für eine Eliminationsdiät ist die additivafreie Diät: Diese wird bei Verdacht auf pseudoallergische Reaktionen auf Nahrungsmittelzusatzstoffe verordnet, z. B. bei chronisch wiederkehrenden Nesselausschlägen, oder auch, wenn bei der ersten Durchuntersuchung kein Auslöser identifiziert wurde. Sie dient einerseits zum Ausschluss möglicher Auslöser (diagnostisch), andererseits zur Unterstützung der medikamentösen Therapie. Diese Diät beschränkt sich auf die Reduzierung von Farbstoffen und anderen Lebensmittelchemikalien einschließlich der Salizylate in natürlichen Lebensmitteln.

ERLAUBT	**VERBOTEN**
Konserven ohne Konservierungsmittel	alle konservierten Nahrungsmittel in Dosen und Tuben, Fertiggerichte, Fertigsaucen, chinesische und indische Kost

ERLAUBT	VERBOTEN
Kartoffeln (frisch oder gelagert)	Kartoffelfertigprodukte (Chips, Püree)
Gemüse (frisch oder tiefgefroren)	Tomate, Tomatenmark und Ketchup, Sauerkraut, Sauerrüben, Erbsen, Dörrpflaumen, Essigkonserven, Cornichonkonserven, Rhabarber, Traiteursalate, Meerrettich(creme)
Banane*, Zitrone*, Pflaume*, Birne*, Kiwi*, Apfel*, Wassermelone*, Nektarinen*, Mandarinen*, Pfirsich*, Grapefruit*, Kirschen*, selbst zubereitete Marmeladen aus den erlaubten Früchten ohne Zusatz von Konservierungsmitteln und Farbstoffen	kandierte Früchte, Dörrobst, Datteln, Trauben, Rosinen, Sultaninen, Orangen, Ananas, Aprikosen, Brombeeren, Heidelbeeren, alle kommerziellen Konfitüren und Marmeladen, Brotaufstriche, Fruchtgelatine, Fruchtjoghurt
alle Sorten Nüsse, außer …	… Baumnusskerne (abgepackt), Mandeln, Nusspasten
alle Mehlsorten, Stärke, Hafer, Hirse, Reis, Mais, Popcorn, Teigwaren (ohne Backpulver), Brot	abgepacktes, geschnittenes Brot, Rollgerste, Dauerbackwaren, Konditorwaren, Pudding, Cremes, Backpulver, Cornflakes

reine Milchschokolade ohne Füllung und Alkohol	gefüllte Schokoladen, gefärbtes Marzipan, Lutschbonbon, Puddingpulver, Dosencreme, Eis, Bitterschokolade
Milch, Buttermilch, Rahm, Hart- und Weichkäse	Joghurt, Kefir, Schmelzkäse, Käsesalat, Fertig-Fondue
alle Fleisch- und Gemüsesorten (frisch, geräuchert oder tiefgefroren)	Fleischkonserven, Salami, Wurstwaren, Cervelatwurst, Wurst in Dosen
Fisch (nur frisch oder gesalzen), Muscheln (frisch)	Sardellen, Kaviar, Fisch- und Muschelkonserven, Crevetten, Krusten- und Schalentiererzeugnisse
Eier	Flüssigei
Butter, alle Ölsorten, selbst gemachte Mayonnaise oder Senf	Mayonnaise und Saucen, Salatsaucen, Marinaden
Zucker, Süßstoffe	Kunsthonig, Stärkungsmittel, Aufbaupräparate, Fertigsuppen, Pastetenfüllungen, farbige Zahnpasta, Gewürze, Essig aus Essigessenzen

* nur in kleinen Mengen erlaubt

Tab: Additivafreie Diät (soweit keine spezifische Allergie individuell vorliegt)

Quelle: T. Werfel, B. Wedi, J. Kleine-Tebbe, B. Niggemann, J. Saloga, J. Sennekamp, I. Vieluf, S. Vieths, T. Zuberbier, L. Jäger: Vorgehen bei Verdacht auf pseudoallergische Reaktionen auf Nahrungsmittelzusatzstoffe, in: Allergologie 23, 2000, 572–579

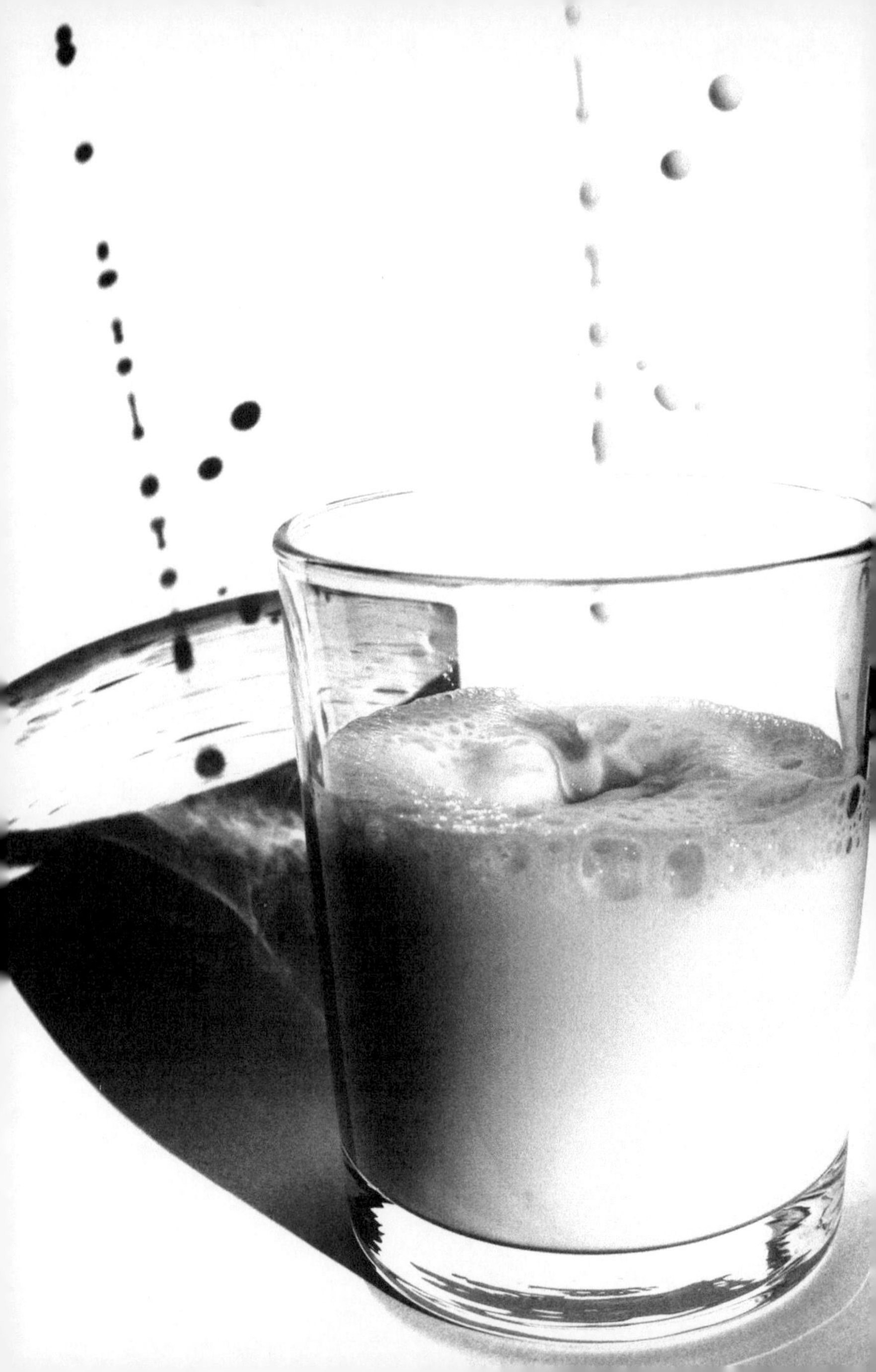

Laktose-Intoleranz

Quälender Milchzucker

Es ist mir jahrelang schlecht gegangen

»Als Kind habe ich Kakao geliebt, ein Frühstück ohne mein Lieblingsgetränk war für mich undenkbar. Damals schon habe ich mich gewundert, warum es in meinem Bauch so grummelt, gefolgt von starken Blähungen und zeitweise auch Durchfällen. Diese Beschwerden haben dann im Erwachsenenalter zugenommen, zumindest habe ich stärker darunter gelitten. Eiscreme, Pudding, Joghurt, jede Speise, die mit Milchzucker versetzt ist, hat bei mir starke Blähungen ausgelöst. Ich habe mich gefühlt wie ein Luftballon, starke Unterbauchkrämpfe und Durchfälle haben mir sehr zugesetzt. Mein Internist hat eine Gastroskopie bzw. Koloskopie angeordnet, es wurde eine große Gasansammlung im Darm festgestellt, sonst war der Befund unauffällig. Aufgrund eines Ernährungsprotokolls schickte mich der Arzt zu einem H_2-Atemtest, eine Laktose-Intoleranz wurde festgestellt. Ich musste meine Ernährung für einige Zeit komplett umstellen, nun kann ich in kleinen Mengen wieder Kuhmilchprodukte essen. Wenn ich spüre, dass mir gewisse Lebensmittel nicht guttun, steige ich auf laktosefreie Produkte um. Fertigprodukte habe ich komplett von meinem Speiseplan gestrichen.«

Anna E., 21 Jahre

Bauchschmerzen, starke Blähungen und Durchfall

Bauchschmerzen, starke Blähungen und Durchfall – Menschen, die keinen Milchzucker (Laktose) vertragen, sind oft von diesen Begleiterscheinungen gepeinigt. Bei der sogenannten Laktose-Unverträglichkeit – oder auch Laktose-Intoleranz – spielt der Magen-Darm-Trakt verrückt. In der Schleimhaut des Dünndarms ist das Enzym Laktase in zu geringen Spuren oder gar nicht vorhanden. Laktase hat eine sehr wichtige Funktion: Das Enzym spaltet Milchzucker – das Hauptkohlenhydrat der Milch – in Glukose (Traubenzucker) und Galaktose (Schleimzucker).

Werden nun größere Mengen an Milchzucker aufgrund des Enzymmangels unzureichend verdaut, gelangen diese in tiefere Darmabschnitte. Die dort lebenden Bakterien machen sich über den Milchzucker her, als Abbauprodukt entstehen große Mengen an (Gär-)Gasen und organischen Säuren. Für Betroffene heißt das: Koliken, schleimiger Stuhlabgang und Übelkeit.

Die Empfindlichkeit gegenüber Milchzucker ist aber individuell verschieden. Einige vertragen durchaus ein wenig Milch im Kaffee, kleine Mengen Joghurt oder Sauermilch, bei anderen lösen bereits kleinste Mengen an Milchzucker Bauchkrämpfe aus. Sehr häufig kommt es nach dem Genuss von Keksen, Desserts, Saucen, Fertigprodukten oder Speiseeis zu heftigen

Darmbeschwerden, da Milchzucker sich in vielen Produkten »versteckt«.

Testen Sie sich selbst!

Wenn Sie akut an Durchfall leiden, seien Sie zurückhaltend bei milchhaltigen Nahrungsmitteln. Vielleicht kann Ihr Körper Milchzucker nicht ausreichend verarbeiten. Probieren Sie Folgendes aus: Verzichten Sie vier Tage strikt auf milchhaltige Produkte wie Milch, Molke, Joghurt, Käse, Sauer-, Buttermilch und auch auf »versteckten« Milchzucker in vielen Fertigprodukten. Trinken Sie am fünften Tag auf nüchternen Magen ein ¼ Liter Milch. Bekommen Sie danach innerhalb von 30 bis 180 Minuten Bauchschmerzen, Blähungen oder Durchfall, liegt mit hoher Wahrscheinlichkeit eine Milchzucker-Unverträglichkeit vor.

Wenn Magen und Darm sich wehren

Die Beschwerden treten bis zu einer Stunde nach Verzehr von milchzuckerhaltigen Speisen auf. Wie stark die Magen-Darm-Beschwerden ausfallen, hängt davon ab,

- wie viel Milchzucker verzehrt wird,
- wie viel Laktase im Körper vorhanden ist,
- welche Art von Bakterien sich in der Darmflora tummelt.

Erfahrungsgemäß lösen etwa fünf bis zehn Gramm Laktose bei den meisten Erwachsenen keine Beschwerden aus. Diese Menge befindet sich z. B. in 100 bis 200 ml Milch oder einem Becher Joghurt à 150 bis 180 Gramm.

Milchzucker-Unverträglichkeit – weltweit der »Normalfall«

Da Laktose auch in der Muttermilch enthalten ist, können Babys den Milchzucker meist problemlos verdauen. Bei rund drei Viertel der Weltbevölkerung geht diese Fähigkeit im Laufe der Kindheit aber verloren – interessanterweise zeigt sich hier ein geografisches Nord-Süd-Gefälle.

Während in den skandinavischen Ländern nur etwa drei bis acht Prozent der Bewohner einen Laktase-Mangel aufweisen, findet man in Afrika und Asien bei 70 Prozent und in manchen Gegenden bis nahezu 100 Prozent der Bevölkerung diesen Enzymdefekt. In unseren Breiten tritt die Milchzucker-Unverträglichkeit in verschieden starken Ausprägungen bei zirka 12 Millionen Deutschen und 1,2 Millionen Österreichern auf, im Mittelmeerraum sind etwa zwei Drittel der Bewohner davon betroffen. Wie Wissenschafter festgestellt haben, könnte diese regionale Verteilung der Laktose-Intoleranz mit der Sonneneinstrahlung zusammenhängen. In den nordischen Ländern scheint die Sonne über das Jahr gesehen wesentlich kürzer. Daher verfügen die Bewohner über geringere Mengen an Vitamin D, womit die Aufnahme von Kalzium erschwert ist. Als Ausgleich liefert dort die Milch wertvolles Vitamin D und Kalzium.

Wie entsteht eine Laktose-Unverträglichkeit ?

Unterschieden wird zwischen **primärer** (hereditärer) und **sekundärer** (funktioneller) **Laktose-Intoleranz.**

- **Angeborene Unverträglichkeit (primär)**

Bei dieser Form der Laktose-Unverträglichkeit handelt es sich um einen sehr seltenen genetischen Enzymdefekt. Der Säugling darf keine Muttermilch erhalten, da es sonst zu heftigen krampfartigen Schmerzen kommt.

- **Erworbene Unverträglichkeit (sekundär)**

Sie tritt meistens im Erwachsenenalter auf.

Der Laktase-Mangel entwickelt sich schleichend über Jahre, da die Fähigkeit des Körpers, Laktase zu produzieren, im Alter abnimmt. Laktase-Mangel kann aber auch infolge von Erkrankungen der Darmschleimhaut entstehen.

Diese sekundäre (funktionielle) Unverträglichkeit kommt als Begleitsymptom bei Krankheiten im Darmbereich – wie Zöliakie, Morbus Crohn, Colitis ulcerosa – oder auch nach Magen-Darm-Operationen vor. Bekommt man diese Leiden in den Griff, kann sich der Laktase-Mangel auch wieder zurückbilden. Auch während einer Chemo- oder Strahlentherapie bzw. bei chronischem Alkoholmissbrauch kann eine vorübergehende Unverträglichkeit auftreten.

Gut zu wissen: Die Laktose-Intoleranz basiert auf einem Mangel bzw. einer zu geringen Produktion des Enzyms Laktase und darf nicht mit der bei Erwachsenen selteneren Milcheiweiß-Allergie (Allergie gegen Kuhmilch/-produkte) verwechselt werden. Bei Kindern kommt diese Milchallergie häufiger vor. Während bei einem Laktase-Mangel kleine Mengen Milch meist vertragen werden, sind Milchprodukte bei einer Milchallergie absolut tabu.

Hat mein Kind eine Laktose-Intoleranz?

Auch Kinder können nach dem Genuss von Milchprodukten über heftige Bauchschmerzen klagen. Zunächst wird mittels Tests und Untersuchungen eine Kuhmilchallergie bzw. chronisch-entzündliche Darmerkrankungen ausgeschlossen.

Ist die Diagnose nach dem Atemtest eindeutig, sollten Kinder zunächst ein, zwei Wochen lang eine laktosefreie Diät einhalten. Danach wird eine beschwerdefreie Menge an Milchzucker ermittelt und der Ernährungsplan zum Beispiel mit laktosefreien Produkten oder Soja-, Reis-, Hafermilch darauf abgestimmt. Der Mineralstoff Kalzium ist für den kindlichen Knochenaufbau sehr wichtig und wird normalerweise über Milch aufgenommen. Deshalb sollte er unbedingt über andere Lebensmittel wie grünes Gemüse, Brokkoli, Grünkohl, Lachs, Mandeln und Trockenfrüchte zugeführt werden. Von einer Laktose-Intoleranz sind in erster Linie Kinder ab dem Volksschulalter betroffen.

Bei Verdacht zum Arzt

Neben einem ausführlichen Arzt-Patienten-Gespräch gibt es verschiedene Wege, im Labor eine Laktose-Intoleranz nachzuweisen:

- **Laktose-Toleranz-Test** Dem Patienten wird auf nüchternen Magen ein Glas Wasser mit aufgelöster Laktose (50 mg) gegeben – davor und danach wird zur Kontrolle der Blutzucker gemessen; die Reaktionen auf die Milchzuckermischung werden ebenfalls dokumentiert. Bei einem Mangel an dem Enzym Laktase kann Laktose nicht vollständig zerlegt werden, somit kommt es bei der zweiten Blutzuckermessung nur zu einem geringen oder zu gar keinem Anstieg des Blutzuckers.

- Eine weitere diagnostische Möglichkeit bietet der Wasserstoff-Atemtest **(Laktose-H_2-Atemtest).** Auch hier muss der Betroffene eine Flüssigkeit mit aufgelöstem Milchzucker trinken. Wird nun die Laktose nicht im Dünn-, sondern im Dickdarm abgebaut, entsteht dabei Wasserstoff, der über die Lungen abgeatmet wird. Der Anteil des Wasserstoffs in der Atemluft wird dann elektrochemisch bestimmt.
- Darüber hinaus lässt sich die Diagnose auch durch **Untersuchung von Schleimhautproben** stellen, die mithilfe einer Darmspiegelung aus dem Dünndarm entnommen werden. Damit lässt sich eine verminderte Aktivität des Enzyms Laktase nachweisen.
- **PCR-Untersuchung** Diese Blutuntersuchung klärt, ob als Ursache ein genetischer Defekt vorliegt. Der Test ist kostenintensiv und in seiner Aussagekraft noch umstritten.
- Das gilt auch für einen weiteren **Gentest** (»LCT-Genotyp«), den Grazer Wissenschafter entwickelt haben und der ebenfalls bei Verdacht auf primäre Laktose-Intoleranz eingesetzt wird. Als Untersuchungsmaterial genügt ein Abstrich der Wangenschleimhaut.

Die drei Phasen der Behandlung

Die Auswirkungen der erworbenen Unverträglichkeit lassen sich durch Umstellung auf milchzuckerarme bzw. -freie Kost auf ein Minimum reduzieren. Was erlaubt bzw. verboten ist, hängt davon ab, ob nun eine völlige oder nur eine leichte Unverträglichkeit vorliegt:

In der ersten Phase der Behandlung sollte mit ärztlicher Hilfe eine **laktosefreie Diät** – sprich **Eliminationsdiät** – durchgeführt werden. Es werden bis zu vier Wochen lang alle laktosehaltigen Speisen (in erster Linie Milch oder milchhaltige Produkte) gemieden. Sehr oft stellt sich bereits nach wenigen Tagen eine spürbare Linderung der Beschwerden ein.

Aufgrund dieser Erfahrungen kann **in der zweiten Behandlungsphase** ein **individueller Diätplan** erstellt werden, vor allem soll nach der laktosefreien Diät der Speiseplan langsam wieder mit laktosearmen Speisen erweitert werden (siehe Liste Laktosegehalt/Lebensmittel, Seite 122). Bauen Sie laktosefreie und laktosearme Milchprodukte wie Hartkäse, Joghurt, Sauermilch, Weichkäse, Hüttenkäse oder Topfen schrittweise wieder in Ihren Menüplan ein. Auch auf Milch sollten Sie nicht gänzlich verzichten. Laktosefreie Milch ist sowieso erlaubt, bei »normaler« Milch führen Sie beispielsweise im Rahmen einer Mahlzeit bis zu 1 dl Milch (0,5 bis 5 Gramm Milchzucker) zu. Wenn Sie die Belastung langsam steigern, werden Sie selbst bald merken, wie viel Sie vertragen.

Verteilen Sie **im dritten Behandlungsschritt** laktosehaltige Lebensmittel gleichmäßig über den Tag und vermeiden Sie generell größere Laktosemengen in einer Mahlzeit. Zusätzlich können Sie den Laktasemangel auch mit Enzympräparaten ausgleichen.

Werden die Beschwerden trotz Diätplans nicht wirklich besser, kann gleichzeitig auch eine **Fruktose-Intoleranz** vorliegen (siehe Seite 129).

Eine andere Therapiemöglichkeit besteht darin, Laktase in Form von Kautabletten, in Tropfen- oder Kapselform zuzuführen und so eine Aufspaltung des Milchzuckers zu ermöglichen. Das Enzym wird am besten vor einer laktosehaltigen Mahlzeit eingenommen.

In manchen Fällen ist auch bei der Milchzuckerunverträglichkeit eine **probiotische Therapie** mit Laktobazillen hilfreich, die eine gestörte Darmflora normalisieren kann.

Bestimmte Lebensmittel, wie etwa **laktosefreie Milch,** können auch den Alltag in Sachen Ernährung wesentlich erleichtern. Diese Produkte wurden bereits in der Molkerei durch enzymatische Aufspaltung der Laktose nahezu laktosefrei gemacht. Durch diesen Prozess steigt die Konzentration an Galaktose und Glukose. Das verleiht der laktosefreien Milch einen (ungewohnt) süßlichen Geschmack. Wichtig: Die laktosefreien Produkte enthalten genauso viel Kalzium wie herkömmliche Milch.

Die Ernährung umstellen – aber wie?

Die Kost sollte je nach vorhandener Laktaseproduktion laktosearm oder sogar laktosefrei sein. Laktose findet sich neben Milch (Kuh-, Ziegen-, Schaf-, Stutenmilch) auch in einer ganzen Reihe von Nahrungsmitteln wie Eiscreme oder Molke (siehe Tabellen ab Seite 119).

Da aber in der Lebensmittelindustrie sehr häufig (Mager-) Milchpulver eingesetzt wird, beschränkt sich das Auftreten von Beschwerden längst nicht mehr auf reine Milchprodukte. Größere Mengen an Milchpulver können etwa auch in Schokolade, in Backwaren, Kuchen, Kekssorten, Margarinen, Instantkakao, Cremelikören, Fertigpuddings, Fertigkartoffelpüree, Fertigsuppen, Fertigknödel, Instantsoßen, Salat- und Grillsaucen, fettreduzierten Mayonnaisen, Fertiggerichten und tiefgefrorenen Gemüsezubereitungen, Wurstwaren bzw. Wurst- und Fleischaufstrichen sowie auch als Tablettengrundstoff in Medikamenten enthalten sein (siehe Seite 120).

Gut zu wissen: Verzichten Sie unbedingt auf Halbfertig- und Fertigprodukte. Milchzucker wird oft eingesetzt, um die Konsistenz dieser Produkte zu verbessern.

Auf den Zutatenlisten von Halbfertig- und Fertigprodukten weisen nicht nur die Begriffe Laktose und Milchzucker auf

Milchanteile hin, sondern auch Zuckerstoff, Trockenmilch, Milchpulver, Molkenpulver, Magermilchpulver, Vollmilchpulver, Molke und Molkenerzeugnisse.

Wichtig für den Laktosegehalt von Lebensmitteln ist auch die Herstellungsart. Werden bei der Produktion von Joghurt, Sauermilch oder manchen Käsesorten Bakterien verwendet, die Laktose im Rahmen des Gärungsprozesses aufspalten, so kann das Endprodukt nahezu laktosefrei sein. Oft wird der Gärungsprozess jedoch frühzeitig unterbrochen, das Lebensmittel weist dann einen hohen Laktosegehalt auf.

Gut zu wissen: Bei entsprechenden Beschwerden hilft die Umstellung auf eine Ernährungsweise, die auf Milchzucker verzichtet und zum Ausgleich verstärkt Soja-Produkte enthält. Auch Enzymtabletten bieten hier wertvolle Unterstützung.

Laktose wird auch als Tablettengrundstoff verwendet, allerdings in ganz geringen Mengen. Daher werden diese Medikamente in der Regel auch von Laktose-Intoleranten vertragen. Homöopathische Tabletten, Pulver und auch Schüßler-Salze können ebenfalls Laktose enthalten, homöopathische Globuli hingegen nur Saccharose.

Sollten Sie schon auf geringste Laktosemengen sehr empfindlich reagieren, fragen Sie Ihren Apotheker, welche Medikamente mit anderen Füllstoffen für Sie infrage kommen.

Auswahl einiger Nahrungsmittel und ihr (möglicher) Laktosegehalt

Laktosereich (über 4,5 g Laktose/100 g)

Milch, Molke, Kakao, Kondensmilch, Kaffeesahne sowie Mehl- und Süßspeisen, die mit Milch zubereitet werden (z. B. Milchreis, süße Aufläufe, Pudding), sind sehr milchzuckerreich; aber auch Fertigprodukte können beträchtliche Mengen Milch enthalten, die sich hinter Bezeichnungen wie Molkepulver, (Mager-)Milchpulver, Sahne, Milcheiweiß usw. verstecken; sehr milchzuckerreiche Produkte sind z. B. Milchschokolade, Cremeeis, diverse Keks- und Kuchensorten und die meisten Fertigcremen.

Laktosegehalt pro 100 g:

Molkepulver	68,2 g
Eiscreme (im Durchschnitt)	6,7 g
Magermilchpulver	50,5 g
Magermilch	4,8–5 g
Vollmilchpulver	35,1 g
Molke	4,7 g
Milchschokolade	9,5 g
Vollmilch (3,6 % Fett)	4,6–4,8 g
Kondensmilch	9–13 g
Trinkkakao	4,6 g

Mittlerer Laktosegehalt (1–4,5 g Laktose/100 g)

Bei dieser Gruppe kann es sehr große Unterschiede in der Verträglichkeit geben – abhängig von der verzehrten Menge, aber auch vom Reifegrad gesäuerter Milchprodukte. Hier müssen Sie testen, wo Ihre persönliche »Laktose-Grenze« liegt.

Topfen und Hüttenkäse und die meisten Frischkäsezubereitungen sind meist relativ gut verdaulich, da bei ihrer Herstellung die Molke entfernt wurde und oft nur kleinere Mengen in Kombination mit anderen Lebensmitteln verzehrt werden (z. B. als Brotaufstrich). Achtung: Bei manchen Frischkäsezubereitungen wird Milchpulver zugesetzt, um die Cremigkeit zu erhöhen.

Verglichen mit Milch enthalten **Sahne, Crème fraîche** und **Rahm** etwas geringere Mengen Milchzucker; durch das Fehlen von Milchsäurebakterien wird der Laktosegehalt aber nicht weiter abgebaut. In leichten Fällen von Laktose-Intoleranz können kleine Mengen Sahne als Milchersatz verträglich sein (z. B. 1 TL Sahne im Kaffee oder ⅓ Sahne mit ⅔ Wasser verdünnt zum Kochen (z. B. Palatschinken).

Joghurts, Butter- oder Sauermilch, Acidophilusmilch und Kefir

gehören zu den gesäuerten Milchprodukten, die bei leichter Laktose-Intoleranz in kleineren Mengen (z. B. ein halber Becher) noch toleriert werden. Dabei sollten Sie Joghurts (am besten Naturprodukte) mit lebenden Milchsäurebakterien bevorzugen, da sie mithelfen, den Milchzucker teilweise abzubauen. Die Wirkung hängt aber von einer intakten Bakterienzellwand ab und dass zumindest geringe Mengen des Enzyms Laktase noch aktiviert werden können.

Laktosegehalt pro 100 g:

Joghurt gerührt (3,2% Fett)	4,5 g
Schlagobers/Rahm (36% Fett)	3,3 g
Kaffeesahne (mind. 10% Fett)	4 g
Sauerrahm (15% Fett)	3,2 g
Sauermilch/Acidophilusmilch	4 g
Joghurt (3,6% Fett)	3,2–4,5 g
Buttermilch	3,5–4 g
Magertopfen	3,2–4,1 g
diverse Molkesorten	3,8–4 g
Fruchtjogurt	3,1 g
Fruchtbuttermilch	3,1 g
diverse Fruchtjoghurts	3,4–3,7 g
Topfen 20% Fett	2,7–3,6 g
Magerjoghurt (1% Fett)	3,3–4,1 g
Doppelrahm-Gervais	2,6 g
Hüttenkäse	3,3 g
Nuss-Nougat-Creme	1,9 g

Fast laktosefrei (unter 1 g Laktose/100 g)

Butter sowie alle **Hart- und Schnittkäsesorten und fast alle Weichkäsesorten** sind beinahe immer verträglich, da ein Großteil des Milchzuckers in der Buttermilch bzw. in der Molke zurückbleibt. Der verbleibende Milchzucker wird beim Käse großteils während des Reifeprozesses abgebaut. Ausnahme: Molkekäse und einige Schmelzkäsesorten mit Zusatz von Milchpulver (= »Eckerl-Käse«).

Der Kalziumbedarf kann durch laktosefreie Milch- und Käsesorten (siehe nachfolgende Tabelle) ausreichend gedeckt werden:

Laktosegehalt pro 100 g:

Butter	0,6 g
Camembert (45 % Fett)	0,1 g
Feta-Käse (45 % Fett)	0,5 g
Rahmbrie (50 % Fett)	0,1 g
Chesterkäse (50 % Fett)	0,3 g
Parmesan	0,06 g
Ricottakäse	0,3 g
Emmentaler, Tilsiter, Bergkäse, Pizzakäse, Alpenkäse, Inntaler, Bauernkäse, Edamer, Mozzarella, Gorgonzola u. a.	0–0,1 g

Quelle M. Ledochowski M., Bair H., Fuchs D: Laktoseintoleranz, Journal für Ernährungsmedizin 2003; 5 (1), 7-14

Schmackhafte Alternativen zu laktosehaltigen Nahrungsmitteln

Folgende laktosefreie Lebensmittel werden in kleinen Portionen über den Tag verteilt besser vertragen als in großen Portionen:

- **Laktosefreie Milch** und **Milchprodukte**
- **Ersatz für Milch- und Milchprodukte:** Mandel-Kokos-Milch, pflanzliches Milchpulver
- **Sojaprodukte:** Milch, Drink, Joghurt, Dessert, Creme
- **Reismilch, Reisdrink**
- Frisches oder tiefgekühltes **Fleisch/Fisch,** wenn sie ohne Zusatz von Laktose erzeugt wurden
- **Früchte/Gemüse:** alle Sorten, frisch, tiefgefroren oder gekocht (nur ohne Zusätze – Zutatenliste beachten!), Dörrobst, kandierte Früchte
- **Getreide** (Weizen, Dinkel, Roggen, Gerste, Hafer, Hirse …), **Brot** und **Gebäck** ohne Milchzucker-Zusatz
- Alle **Mehlsorten, Eier, Gewürze** und **Kräuter, Kakao**, alle **Nüsse**
- **Getränke:** Kräuter-/Früchtetee, Kaffee, Obst-/Gemüsesäfte, Mineralwasser
- **Milchzuckerarme Käsesorten:** Tofu, Appenzeller, Bergkäse, Brie, Butterkäse, Camembert, Cheddar, Emmentaler, Edamer, Gorgonzola, Gauda, Jerome, Mozzarella, Münsterkäse, Parmesan, Romadur, Sauermilchkäse, Trappistenkäse, Tilsiter, Weichkäse, Feta-Käse
- **Kuchen:** Biskuitteig, Blätterteig, Hefeteig, Mürbeteig, Rührteig

- **Mais:** Maismehl, Maisgrieß, Popcorn, Cornflakes, Sweetcorn
- **Öl/Fett:** naturreine Pflanzenöle und -fette, laktosefreie Margarine, Butter
- **Kartoffeln, Reis und Teigwaren:** Reismehl, Reiswaffeln, Rice Crispies, Reisnudeln, Reissorten, Kartoffelmehl, Nudeln ungefüllt
- **Süßes:** Agar-Agar, Ahornsirup, Birnendicksaft, Traubenzucker, Vanillezucker, Zucker, Dicksäfte, Gelee, Gummibärchen, Honig, Konfitüren, Zucker, Marzipan, Dinkel-Zwieback, Bitterschokolade kann milchzuckerfrei sein

Gut zu wissen: Sollten sich Ihre Beschwerden bei der Verwendung von fruktosehaltigen Nahrungsmitteln (wie Trockenfrüchte, Honig, Gummibären) verstärken, könnten Sie auch an einer Fruktose-Intoleranz leiden.

Auswirkungen auf die Knochendichte

Wer unter Laktose-Intoleranz leidet, hat eine höhere Wahrscheinlichkeit für Osteoporose. Dabei kommt es zu einer Abnahme der Knochendichte. Schmerzhafte Verformungen der Wirbelsäule – auch bekannt als »Witwenbuckel« – und häufige Brüche – vor allem im Bereich der Wirbel, der Hüfte, der Oberschenkel oder auch der Gelenke – sind die Folgen.

Die Gründe für den Kalziummangel bei Laktose-Intoleranten liegen auf der Hand: Wenn der Milchzucker Beschwerden auslöst, dann nehmen Betroffene automatisch weniger bis fast keine Milch und Milchprodukte zu sich. Diese gelten aber als Kalziumspender. Kalzium wird zum Aufbau von Knochen und Zähnen benötigt, kalziumreiche Ernährung – schon in jungen Jahren – wird vorsorglich gegen Knochenschwund im Alter empfohlen.

Oft werden aber die Symptome der Milchzucker-Unverträglichkeit als nicht so gravierend empfunden, daher wissen viele gar nicht, dass sie eine Intoleranz haben. Interessanterweise neigen diese Menschen – trotzdem sie herkömmliche Milch und Milchprodukte konsumieren – zur Osteoporose. Eine Erklärung dafür ist, dass der Körper Laktose auch bei ihnen nur unzureichend verdauen kann. Daher wird augenscheinlich das in der Milch vorkommende Kalzium nicht optimal genutzt. Wenn nach einer Knochendichtemessung ein Osteoporose-Risiko besteht, sollte daher auch immer das Vorliegen einer Laktose-Intoleranz untersucht werden – vielleicht ist das die Mitursache für den verstärkten Verlust an Knochenmasse.

Aber auch Laktose-Intolerante sollten das Vorliegen einer Osteoporose prüfen lassen und gegebenenfalls einen medikamentösen Kalzium- und Vitamin-D-Ersatz erhalten.

Was tun bei Kalzium-Mangel?

Bereits drei bis vier Scheiben Emmentaler enthalten ein Gramm Kalzium und decken damit den Tagesbedarf eines Erwachsenen. Um eine vergleichbare Menge über Gemüse aufzunehmen, müsste man zwei Kilo grüne Bohnen essen oder 800 Gramm Spinat.

Nahrungsmittel, die reich an Kalzium sind:

- laktosefreie Milchprodukte (sie enthalten genauso viel Kalzium wie herkömmliche Milchprodukte)
- Aprikosen, Beerenobst, Brokkoli, Brunnenkresse, Dörrobst, Feigen
- Haselnüsse, Hülsenfrüchte, Haferflocken, Kohl, Kresse, Lauch
- Mandeln, Karotten, Nüsse, Petersilie, Sonnenblumenkerne, Schnittlauch
- Sojabohnen, Tofu, Walnüsse
- kalziumreiches Mineralwasser- und Fruchtsäfte
- Damit der Körper ausreichend Kalzium aufnehmen kann, benötigt er Vitamin D. Nach neuesten Erkenntnissen sind wesentlich höhere Vitamin-D-Spiegel zur Aufrechterhaltung der Knochengesundheit notwendig, als bisher angenommen. Um ganzjährig einen gesunden Vitamin-D-Spiegel zu erhalten, wird daher die zusätzliche Gabe von Vitamin D durch entsprechende Präparate empfohlen.

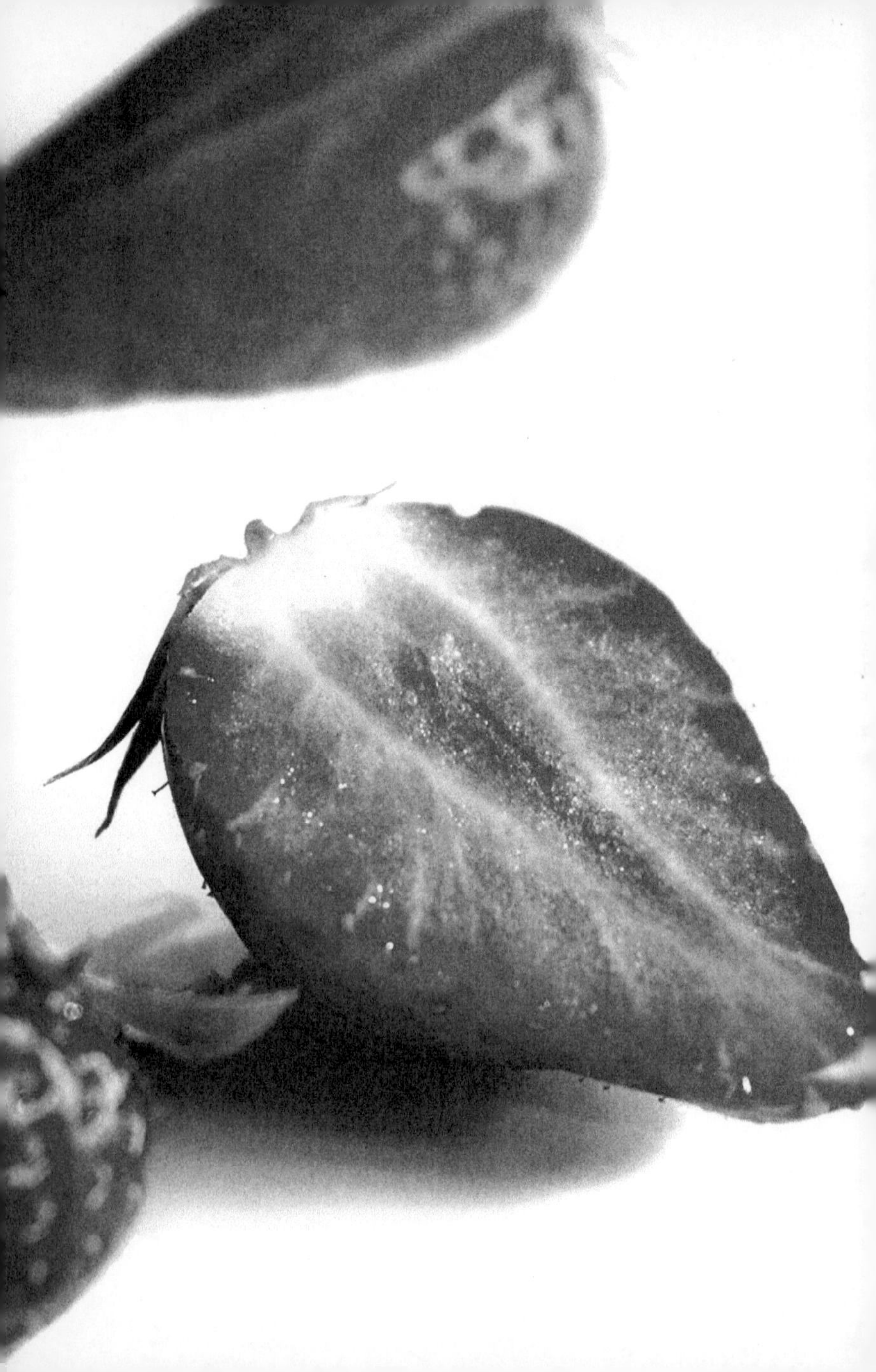

Fruktosemalabsorption

Wenn Fruchtsüße Beschwerden macht

Ich habe mich immer sehr gesund ernährt

»Ich lege sehr viel Wert auf gesunde und kalorienarme Ernährung. Auf meiner Einkaufliste ganz oben standen immer schon viel Obst und Gemüse sowie Müsli, Light-Produkte, Wellness-Getränke oder zuckerfreie Naschereien. Dass all diese Lebensmittel viel Fruktose enthalten können, die mir in größerer Menge nicht guttut, war mir nicht bewusst. Aufgefallen ist mir, dass ich besonders nach meinem Frühstücksmüsli, das ich mit Fruchtjoghurt, Birnen und Äpfel verfeinert hatte, regelmäßig unter Bauchkrämpfen und Durchfall litt. Auch nach Soft-Drinks ist es mir gar nicht gut gegangen, Blähungen und Darmbeschwerden machten mir sehr zu schaffen. Bei einem Arztbesuch wurde ein Reizdarm diagnostiziert. Ich fühlte mich aber immer schlapper. Da auch die Durchfälle zunahmen, schickte mich mein Arzt zu einem H_2-Atemtest. Nun weiß ich über meine Intoleranz Bescheid, und nach einer fruktoselosen Diät vertrage ich bestimmte fruktosehaltige Obstsorten wieder.«

Gabriele K., 32 Jahre

Wer gerne Obst, Gemüse und Honig isst, ernährt sich nicht nur nährstoff- und ballaststoffreich, sondern nimmt auch jede Menge Fruchtzucker (Fruktose) zu sich. Fruchtzucker lässt den Blutzuckerspiegel langsam ansteigen. Diese positive Eigenschaft kommt auch Diabetikern zugute: Produkte für Zuckerkranke werden vielfach mit Fruktose hergestellt, da sie z. B. den Geschmack von Süßstoffen überdeckt und das fruchtige Aroma in Lebensmitteln verstärkt.

Aber auch wer auf seine Linie schaut und zu kalorienärmeren Waren greift, kommt unwillkürlich mit Fruktose in Kontakt. Denn Fruchtzucker besitzt im Gegensatz zu herkömmlichem Haushaltszucker (Saccharose) eine stärkere Süßkraft. Deshalb kann man ihn sparsamer verwenden und gleichzeitig Kalorien sparen – ein Grund mehr, warum Figurbewusste gerne zu »Light«-Produkten greifen.

Die Menge macht's

Fruktose ist also nicht nur als natürliche Süße in Früchten und Gemüsesorten, sondern auch in zunehmenden Maß in industriell gefertigten Nahrungsmitteln auf heimischen Tellern präsent.

Der Anteil an mit Fruchtzucker(sirup) gesüßten Nahrungsmitteln nimmt immer weiter zu. Doch das hat Folgen: Dieses Überangebot an Fruktose kann zu Magen-Darm-Beschwerden führen. Der menschliche Verdauungsapparat ist schlichtweg nicht darauf eingestellt, größere Mengen an reiner Fruktose zu bewältigen.

Die Folgen: Auch Gesunde können vorübergehend an Blähungen oder leichtem Durchfall leiden, wenn der »Zuckerschub« zu hoch ist. Untersuchungen haben gezeigt, dass bereits 25–50 Gramm Fruktose bei etwa der Hälfte der Erwachsenen zu Bauchbeschwerden führen können. Ein Apfel mit einem Gewicht von 200 g enthält bereits 11,5 Gramm Fruktose, zwei Gläser Apfelsaft zirka 30 Gramm.

Vielfach wird angenommen, dass Fruktose der »bessere« Zucker ist, da er in natürlicher Form etwa in Früchten und Honig vorkommt und den Blutzuckerspiegel langsamer ansteigen lässt. Er führt (in geringen Mengen) tatsächlich zu einer geringeren Insulinausschüttung als weißer Zucker, allerdings ist er wie alle Zuckerarten eine »Kalorienbombe«: Fruktose besitzt die höchste Süßkraft aller Zuckersorten und ist mit einem Kaloriengehalt von 406 kcal/100 g genauso energiereich. Daher führt auch der übermäßige Genuss von Fruchtzucker zu Übergewicht, außerdem deuten erste Studien darauf hin, dass eine hohe Fruktoseaufnahme zu einem geringeren Sättigungsgefühl sowie zu einer Erhöhung des Cholesterins führen kann.

Worin ist Fruktose enthalten bzw. welche Lebensmittel können mit Fruchtzucker gesüßt sein?

Früchte

- Honig
- Gemüse
- weißer Haushaltszucker (Saccharose): Er wird im Darm in Traubenzucker und Fruchtzucker gespalten
- Softdrinks
- Fertigprodukte
- Diätprodukte
- Süßigkeiten (Kaugummis, Gummibären ...)
- Milchprodukte
- Müsli

Der an sich schon langsame Fruchtzuckerabbau kann aber noch zusätzlich durch den Mangel an einem bestimmten Transporterprotein gestört sein. Dann liegt eine **intestinale Fruktose-Intoleranz** vor (auch **Fruktosemalabsorption** genannt).

Gut zu wissen: Diese Form der Fruchtzuckerunverträglichkeit ist in unseren Breiten sehr häufig anzutreffen, es leidet zirka jeder dritte Europäer darunter. Frauen sind häufiger betroffen als Männer. Der Dünndarm ist nicht in der Lage, große Fruktosemengen zu verarbeiten. Diese Form der Fruchtzuckerunverträglichkeit ist eine Stoffwechselstörung, die in jedem Alter entstehen und nur vorübergehend oder auch dauerhaft auftreten kann. Trotz ähnlicher Beschwerden handelt es sich weder um eine Allergie noch um das Reizdarm-Syndrom, sondern um eine Lebensmittelunverträglichkeit: Fruktose wird nicht oder nicht ausreichend aufgenommen.
In den USA leidet nahezu jeder Zehnte unter Fruktosemalabsorption, in Österreich sind es zirka eine halbe Million, in Deutschland ca. 5 Millionen Menschen (EU-weit 5–7 %), die von einer Fruktosemalabsorption betroffen sind. Die Dunkelziffer liegt allerdings auch in Europa bei bis zu einem Drittel der Bevölkerung.

Gestörter Transport

Wie kann es nun zu einer verminderten Fruktoseaufnahme kommen? Die Transporterproteine GLUT-5 (von GLUkose-Transporter-5) und in geringem Maß GLUT 2 schleusen Fruktose vom Dünndarm in den Blutkreislauf. Wird nun zu viel Fruchtzucker auf einmal zugeführt, kann es kurzzeitig zu einer

Überlastung der Transportsysteme kommen. Dies passiert auch, wenn zu wenig GLUT-5 produziert wird bzw. wenn es gänzlich fehlt. Der Abtransport der Fruktose ins Blut erfolgt dann gar nicht oder nur unvollständig. Die Folge: Der Fruchtzucker wandert unverdaut in den Dickdarm, wo ihn Bakterien zu den Gasen Wasserstoff und Kohlendioxid sowie zu kurzkettigen Fettsäuren umsetzen. Es kommt zu typischen Symptomen einer Fruktosemalabsorption wie Blähungen, Krämpfen, starken Schmerzen und wässrigem Stuhl. Diese Überforderung des Transportsystems kann vorübergehend auftreten – Sorbit etwa erschwert den Transport von Fruktose – oder dauerhaft vorhanden sein.

Eine Fruktosemalabsorption kann auch bei Kindern auftreten, hier sind die Untersuchungen, Diätempfehlungen und die schrittweise Anpassung des Fruktoseverzehrs an die persönliche Verträglichkeit identisch mit den Empfehlungen für Erwachsene.

Selbsttest

Trinken Sie auf nüchternen Magen einen ⅛ Liter klaren Apfelsaft, ohne sonst etwas zu trinken oder zu essen. Sollten innerhalb von 30 Minuten bis 3 Stunden Bauchschmerzen, Blähungen, gurgelnde Darmgeräusche und/oder Durchfall auftreten, liegt mit hoher Wahrscheinlichkeit eine Fruktosemalabsorption vor. Gewissheit bringt der H_2-Atemtest.

Malabsorption oder Intoleranz?

Im Gegensatz zur **Fruktosemalabsorption** gibt es noch eine zweite Form der Fruktose-Intoleranz: Sie ist angeboren, kommt aber sehr selten vor: Bei der sogenannten **hereditären Fruktose-Intoleranz** fehlt ein wichtiges Enzym in der Leber – die Aldolase B. Der Zuckerabbau wird dadurch von Geburt an schwer gestört. Die Erbkrankheit führt unbehandelt zu Wachstumsstörungen, Leberschäden mit Gelbsucht, Ödemen und Nierenschäden. Es kann auch zu einer Unterzuckerung (Hypoglykämie) kommen, die sich in Schweißausbrüchen, Schwindel und Panik äußert und sogar zur Bewusstlosigkeit führt.

Was ist bei der hereditären Fruktose-Intoleranz zu beachten?

- Lebenslange Abstinenz von Fruktose, Sorbitol und Saccharose.
- Es ist keine schrittweise Anpassung des Fruktoseverzehrs möglich.

Die hereditäre Fruktose-Intoleranz wird fast immer innerhalb des ersten Lebensjahrs festgestellt. Schlechte Leberwerte, Gedeihstörungen und Abneigung gegen Süßes deuten auf eine genetisch bedingte Fruktose-Intoleranz hin.

Austesten bringt Gewissheit

Gut zu wissen: Die Fruktoseverträglichkeit ist von Person zu Person unterschiedlich und muss individuell getestet werden. Sie hängt in erster Linie von der Menge und dem jeweiligen Lebensmittel ab: Während manche schon auf kleine Mengen Fruktose reagieren, sind andere bei Mengen bis zu 30 oder sogar 50 g pro Tag oder mehr beschwerdefrei. Verzichten Sie unbedingt auf Softdrinks, die viel Fruktose enthalten. Sie können bei empfindlichen Personen eine Fruktoseunverträglichkeit begünstigen.

Wer sensibel auf Fruchtzucker reagiert, sollte Protokoll führen, was er wann in welchen Mengen isst bzw. in welchem Zusammenhang es zu Beschwerden kommt, und sich eine sichere ärztliche Diagnose mithilfe eines Atemtests einholen:

Wie bei der Laktose-Intoleranz, so wird auch hier beim sogenannten H_2-Atemtest der Gehalt von Wasserstoff in der Atemluft geprüft. Der Betroffene bekommt auf nüchternem Magen 50 Gramm Fruchtzucker verabreicht. Der im Dickdarm produzierte Wasserstoff gelangt ins Blut und schließlich in die Luft, die ausgeatmet wird. Über zwei Stunden wird alle 30 Minuten der Wasserstoffgehalt beim Atmen und ein eventuelles Steigen der Konzentration gemessen.

Es gibt auch die Möglichkeit einer genetischen Untersuchung. Dabei wird geprüft, ob das Enzym Aldolase B vorhanden ist. Diese Methode wird bei Patienten mit Verdacht auf eine hereditäre Intoleranz empfohlen, denn bei ihnen könnte die beim Atemtest verabreichte Menge an Fruktose schwere Komplikationen auslösen.

Steht fest, dass eine Fruktosemalabsorption bzw. Intoleranz vorliegt, wird der Arzt zunächst zu einer fruchtzuckerfreien Diät raten.

Mit kleinen Schritten zum Erfolg

Zu Beginn der Diät wird die Fruktosezufuhr weitgehend gedrosselt: Die meisten Obst- und Gemüsesorten sowie Säfte werden vom Speiseplan gestrichen, Haushaltszucker durch Traubenzucker ersetzt. Die Gesamtsumme des aufgenommenen Fruchtzuckers sollte 10 g pro Tag nicht übersteigen.

Wenn nach ein bis zwei Wochen die Beschwerden deutlich nachlassen, können fruktosearmes Obst wie Honigmelone oder Pfirsich und auch die meisten Gemüsesorten (gut vertragen werden in der Regel Erbsen, diverse Salate, Kartoffeln, Brokkoli, Zucchini, Rhabarber, Radieschen, Spinat oder auch Spargel) in kleinen Stücken erprobt werden. Damit lässt sich auch ermitteln, ob und in welchen Mengen bestimmte fruktosereiche Lebensmittel zum persönlichen Verzehr geeignet sind.

Es gibt auch die Möglichkeit, über diätetische Präparate Enzyme wie z. B. das Enzym Xylose-Isomerase zuzuführen, die den Abbau der Fruktose im Dünndarm unterstützen.

Die Symptome können auch von der bakteriellen Besiedelung des Darms abhängen. Besserung bringt daher vielfach auch die Behandlung mit Probiotika.

Gut zu wissen: Wenn sich nach längerer fruchtzuckerfreier Diät keine Besserung abzeichnet, so könnte zusätzlich auch eine Laktose-Intoleranz bzw. eine Histamin-Unverträglichkeit vorliegen.

Schmerzhafte Begleiterscheinungen

Nahezu jeder Zweite, der von einer Fruktosemalabsorption betroffen ist, weiß nichts von seiner Erkrankung. Oft sind die Beschwerden unregelmäßig und nicht so stark, meist werden sie auch gar nicht mit Essen in Verbindung gebracht. Dennoch kann es zu den folgenden Begleiterscheinungen kommen:

- Die Darmflora leidet besonders unter der unkontrollierten Fruchtzuckeraufnahme, und es kann zu Symptomen kommen, die sich unter dem Begriff **Reizdarm** zusammenfassen lassen. Bei dieser Erkrankung können Bauchschmerzen und Krämpfe, vorzugsweise im linken oder rechten Unterbauch, Blähungen oder auch plötzlich einsetzender Stuhldrang auftreten. Nach Perioden mit durchfallartigen Stühlen kann es zu Episoden mit Verstopfung kommen. All diese Beschwerden werden auch bei der Fruktosemalabsorption registriert. So manches »Reizdarmsyndrom« verschwindet nach einer fruchtzuckerreduzierten Diät.

- **Depressionen**
  Patienten mit Fruktosemalabsorption sind häufig mit depressiven Verstimmungen konfrontiert: Sie können lebenswichtige (essentielle) Aminosäuren wie Tryptophan nur vermindert bzw. gar nicht aufnehmen. Tryptophan ist eine Vorstufe des Glückshormons Serotonin; bei einem Mangel wird weniger Serotonin produziert. Es kommt in der Folge zu depressiven Verstimmungen bis hin zur Depression. Um dem entgegenzuwirken, giert der Körper nach Kohlenhydraten, welche die Serotoninbildung anregen. Somit entsteht ein gewaltiger Heißhunger nach Süßem. Womit ein Teufelskreis vorprogrammiert ist: Denn zu viel Fruchtzucker verstärkt die depressiven Symptome. Eine konsequente fruktosearme Diät bringt hier Besserung.
- **Folsäure- und Zinkmangel**
  Bei einer Fruchtzucker-Unverträglichkeit kommt es auch oft zu einem Folsäure- bzw. Zinkmangel. Der Körper benötigt das Vitamin Folsäure unter anderem für das Zellenwachstum und zur Blutbildung. Das Spurenelement Zink steuert Stoffwechselaktivitäten, es ist auch Bestandteil vieler Enzyme. Ein Zinkmangel führt zu Blutarmut und Wachstumsstörungen. Enthalten ist Zink in roten Fleischsorten, Milch, Fisch, Vollkornprodukten und Nüssen.

Gut zu wissen: Das Reizdarmsyndrom kann mit einer Fruchtzucker-Unverträglichkeit zusammenhängen.

Wird Fruchtzucker zum Tabu?

Muss ich jetzt ständig Diät halten? Wird mein Körper noch ausreichend mit Vitaminen versorgt? Der folgende Überblick gibt Antworten, als Betroffener sollten Sie aber einen individuellen Ernährungsplan mit einem Arzt bzw. mit geschulten Diätexperten erstellen.

- **Soll ich völlig auf Fruchtzucker verzichten?**

Fruchtzucker steckt nicht ausschließlich in Früchten. Wer an der Fruktose-Intoleranz leidet, kann auch mit Unverträglichkeitsreaktionen auf Lebensmittel reagieren, die mit normalem Haushaltszucker hergestellt werden. Weißer Zucker besteht aus Fruktose (Fruchtzucker) und Glukose (Traubenzucker).

Entscheidend für die Verträglichkeit ist nicht nur die absolute Menge an Fruktose, die eine Frucht enthält, sondern auch das Verhältnis von Fruktose zu Glukose (Traubenzucker). Lebensmittel, deren Traubenzuckeranteil gleich hoch oder höher ist als der Fruchtzuckeranteil, werden deutlich besser vertragen. Das ist auch der Grund, warum z. B. Bananen kaum Probleme bereiten: Das Verhältnis Fruktose zu Glukose in Äpfeln liegt bei etwa 3:1, bei Bananen ist es fast ausgeglichen. Ein sehr gutes Fruktose-Glukose-Verhältnis weisen auch Ananas, Mandarinen, Heidelbeeren und Grapefruits auf. Obst ist nach einer Mahlzeit meist besser bekömmlich.

Die gute Nachricht ist daher: Fruktosehaltige Nahrungsmittel müssen nach der Diätphase nicht generell vom Speiseplan verschwinden, es sollten nur Lebensmittel mit viel Fruktosegehalt gemieden, fruktosearme bevorzugt bzw. auf das Fruktose-Glukose-Verhältnis geachtet werden.

Welche Wirkung hat Traubenzucker im Körper?

Traubenzucker regt die Aufnahme von Fruchtzucker aus dem Dünndarm ins Blut an. Durch den gleichzeitigen Konsum von fruchtzuckerhaltigen Lebensmitteln und Traubenzucker kann diese ausgleichende Wirkung genutzt werden. Fruchtzuckerhaltiges Obst ist durch den gleichzeitigen Verzehr von Traubenzucker leichter verdaulich. Zucker (egal, ob nun Trauben-, Frucht- oder weißer Zucker) sollte man aber generell nur in Maßen zuführen, er ist eine Kalorienbombe und treibt das Gewicht nach oben!

Kann ich meinen Kaffee mit Süßstoff zuckern?

Mit Süßstoff ja, mit Zuckeraustauschstoff hingegen nicht. Wer seinen Kaffee weiter süßen möchte, sollte auf Süßstoff (Saccharin, Aspartam, Cyclamat…) umsteigen, er wird in der Regel gut vertragen. Anders verhält es sich mit Zuckeraustauschstoffen, für deren Abbau der Körper kein Insulin braucht: Der Zuckeraustauschstoff Sorbit (Sorbitol E 420) blockiert den GLUT-

5-Transporter und verschlechtert so zusätzlich die Aufnahme von Fruktose im Dünndarm.

Sorbit (Sorbitol E 420) wird u.a. bei zuckerfreien Kaugummis, Süßigkeiten, Kuchen, Toast, Muffins, Fertigprodukten, Ketchup, Dressings, Bier, Wein, Dörrobst, Diabetikerprodukten, bei vielen »Light-Produkten« und bei als »zuckerfrei« deklarierten Produkten als Feuchthaltemittel und Zuckerzusatzstoff (E 420) eingesetzt, aber auch als Trägerstoff in manchen Medikamenten (z.B. Vitamintabletten).

Produkte mit »verwandten« Austauschstoffen wie Mannit (E 421), Isomalt (E 953) und Xylit (E 967) sollte man auch lieber meiden.

Ist das Süßungsmittel Stevia eine Alternative?

Das pflanzliche Süßungsmittel Stevia wird aus Pflanzenblättern des Süßkrauts gewonnen und hat eine zweihundert- bis dreihundertfach höhere Süßkraft als Saccharose. Es hat keine Kalorien und kommt als Lebensmittelzusatzstoff E 960 unter anderem in Speiseeis, in Obst- und Gemüseprodukten, in Konfitüren und Gelees, in Süßwaren oder Knabbereien auf Kartoffel-, Getreide-, Mehl- oder Stärkebasis bzw. auch in Getränken zum Einsatz. Das Süßungsmittel ist für Fruktose- und auch Laktose-Intolerante sehr gut geeignet, sollte aber wie alle Zuckersorten nur in geringem Maße verzehrt werden. Manche Stevia-Produkte beinhalten Sorbit oder Laktose, achten Sie daher auf die Zutatenliste!

- **Soll ich zu Lebensmitteln greifen, die als »zuckerfrei« ausgewiesen sind?**

Die Hinweise »zuckerfrei« oder auch »weniger süß« auf Nahrungsmitteln bedeuten nur, dass der weiße Haushaltszucker nicht beigemengt wurde. Stattdessen wird sehr oft Fruchtzucker oder Sorbit zugesetzt. Auch fettarme bzw. probiotische Milchprodukte können Fruchtzucker enthalten. Das trifft auch auf Softdrinks, Limonaden, Mineralwasser mit Fruchtgeschmack, Wellness- und Diät-Erfrischungsgetränke zu.

- **Wenn ich weniger Obst esse, wird mein Körper dann noch ausreichend mit Vitaminen versorgt?**

Wer eine fruktosearme Diät einhält, hat oft Zweifel, ob er genug Vitamine und Mineralstoffe zu sich nimmt. Tatsache ist, dass es trotz verminderter Zufuhr von Vitaminen zu einer besseren Versorgung kommt, da durch die Diät die Darmleistung verbessert wird. Der Körper kann dann die Vitamine wieder optimal verwerten. Außerdem gibt es eine Menge fruktosearmes Gemüse, das ausreichend Vitamine und Spurenelemente liefert.

- **In welchen Lebensmitteln ist wenig Fruktose enthalten?**

In Getreideprodukten kommt nur wenig Fruktose vor. Bei Brot, Reis, Nudeln, Kartoffeln können Sie daher zulangen. Auch Gemüsesorten wie Brokkoli, Chicorée, Zucchini, Erbsen, Gurken, Kopfsalat, Löwenzahn, Radieschen, Rettich, Rhabarber, Spargel, Spinat gelten als gut verträglich. Leicht gedünstetes Gemüse ist besser verdaulich als rohes.

Gut zu wissen: Auch bei der Fruktosemalabsorption spielen Enzyme eine wesentliche Rolle: Sie zerlegen Kohlenhydrate – also Zucker – in sogenannte Einfachzucker wie Fruktose oder Glukose und in Mehrfachzucker wie Stärke. Glukose wird im Dünndarm sehr schnell, Fruktose dagegen nur sehr langsam verarbeitet. Enzyme unterstützen den Abbau von Fruktose. So wandelt etwa das Enzym Xylose-Isomerase Fruktose in leicht verwertbare Glukose um und kann dadurch die Beschwerden einer Unverträglichkeit mildern. Enzyme können auch als diätetische Präparate vor den Mahlzeiten eingenommen werden.

Folgende Nahrungsmittel enthalten viel Fruktose bzw. das Verhältnis Fruktose zu Glukose ist bei ihnen hoch, daher lieber die Finger davon lassen:

- Dörrobst (Rosinen, Feigen, Datteln, gedörrte Aprikosen, Zwetschken)
- Fruchtsäfte (Apfel-, Birnen-, Marillensaft u. a.), Limonaden wie z. B. Cola
- Obst wie Äpfel, Birnen, Weintrauben, Zwetschken (Pflaumen), Heidelbeeren (Blaubeeren), Marillen (Aprikosen), Mangos, Pfirsiche, Kompotte und Marmeladen. Bei selbst gemachten Kompotten das Kochwasser weg-

leeren und stattdessen die Früchte mit Wasser und Traubenzucker aufgießen.

- Honig
- Ketchup, Tomatenmark
- grüne Bohnen, Kohlgemüse, Zwiebeln, Lauchgemüse, Sauerkraut, Karotten, Rote Rüben

Es gibt spezielle Diättabellen, die den Fruktosegehalt von Lebensmitteln zeigen. Darin ist auch vermerkt, welche Nahrungsmittel ein günstiges Glukose/Fruktose-Verhältnis aufweisen.

Wie viel ist drin?

Die folgende Tabelle zeigt ein paar Beispiele für den ungefähren Fruktosegehalt von Nahrungsmitteln. Besonders getrocknete Obstsorten sind wahre »Fruktose-Bomben«:

Fruchtzucker	99,8 g *
Honig (je nach Art) zirka	35 g *
Äpfel getrocknet	28 g *
Rosinen	33 g *
Datteln getrocknet	25 g*
Tomatenketchup	12 g*
Weintrauben	8 g*

Birne frisch	7 g*
Ananas frisch	2,5 g*
Tomaten frisch	1,3 g*

*Fruktosegehalt pro 100 g Nahrungsmittel

Gut oder schlecht verträglich?

Wenn Sie streng fruktosearme Kost halten, sollten Sie für ein bis zwei Wochen zu folgenden Lebensmitteln greifen:

	Gut verträglich	Schlecht verträglich
Getränke	Wasser, grüner und schwarzer Tee, Kräutertee, Melisse-, Kümmel-, Käsepappeltee, stilles Mineralwasser, stark verdünnter Kaffee	Fruchtsäfte, Früchtetee, Light- und Diätmargarine mit Sorbit und Fruktose (siehe Lebensmitteletikette), Diabetikersäfte, Liköre, Bier, Wein
Beilagen	Kartoffeln, Mais, Reis, Hirse, Hafer, Roggen, Weizen und daraus hergestellte Speisen, Teigwaren, Spätzle, Nockerln, Reiswaffeln, Brot, Semmeln	wegen des hohen Ballaststoffgehaltes: Vollkornprodukte

Obst	1 Portion Marmelade zu 25 g	alle Obstsorten und Trockenfrüchte
Gemüse	diverse Blattsalate, Karotten, Tomaten, Spinat, Mangold, Kürbis, Zucchini, Fenchel, Sellerie usw.	wegen des hohen Ballaststoffgehaltes: Kraut- und Kohlgemüse, Hülsenfrüchte wie Bohnen, Linsen; Zwiebel, Lauch, Sauerkraut, Erdnüsse, Rohkost, Topinambur, Gurke, Kohlrabi, Fisolen, Blumenkohl, Artischocken
Fleisch/ Fisch	alle Fleischsorten, Wurstwaren, alle Fischsorten	
Milch-produkte	Topfen, Hüttenkäse, Schnittkäse, Streichkäse, alle Milch- und Milchprodukte ohne bzw. mit fruktosearmen Fruchtzusätzen	Diabetikerjoghurt, Milch- und alle Milchprodukte mit fruktosereichen Zusätzen
Essig, Essigessenz	verdünnt, Weinessig verdünnt	Most- und Apfelessig
Ei	alle diversen Zubereitungsarten	

Zucker/ Honig/ Süßwaren	Haushaltszucker mit Traubenzucker (Dextropur) mischen, Glukosesirup, künstlicher Süßstoff	Honig, Fruchtzucker, Diabetikerzucker (Sorbit, Xylit, Mannit, Maltit), Diabetikerprodukte (siehe Etikett), zuckerfreier Kaugummi, Fruktosesirup, Müsliriegel

Quelle: Arbeitskreis Ernährung und Gastroenterologie 2004

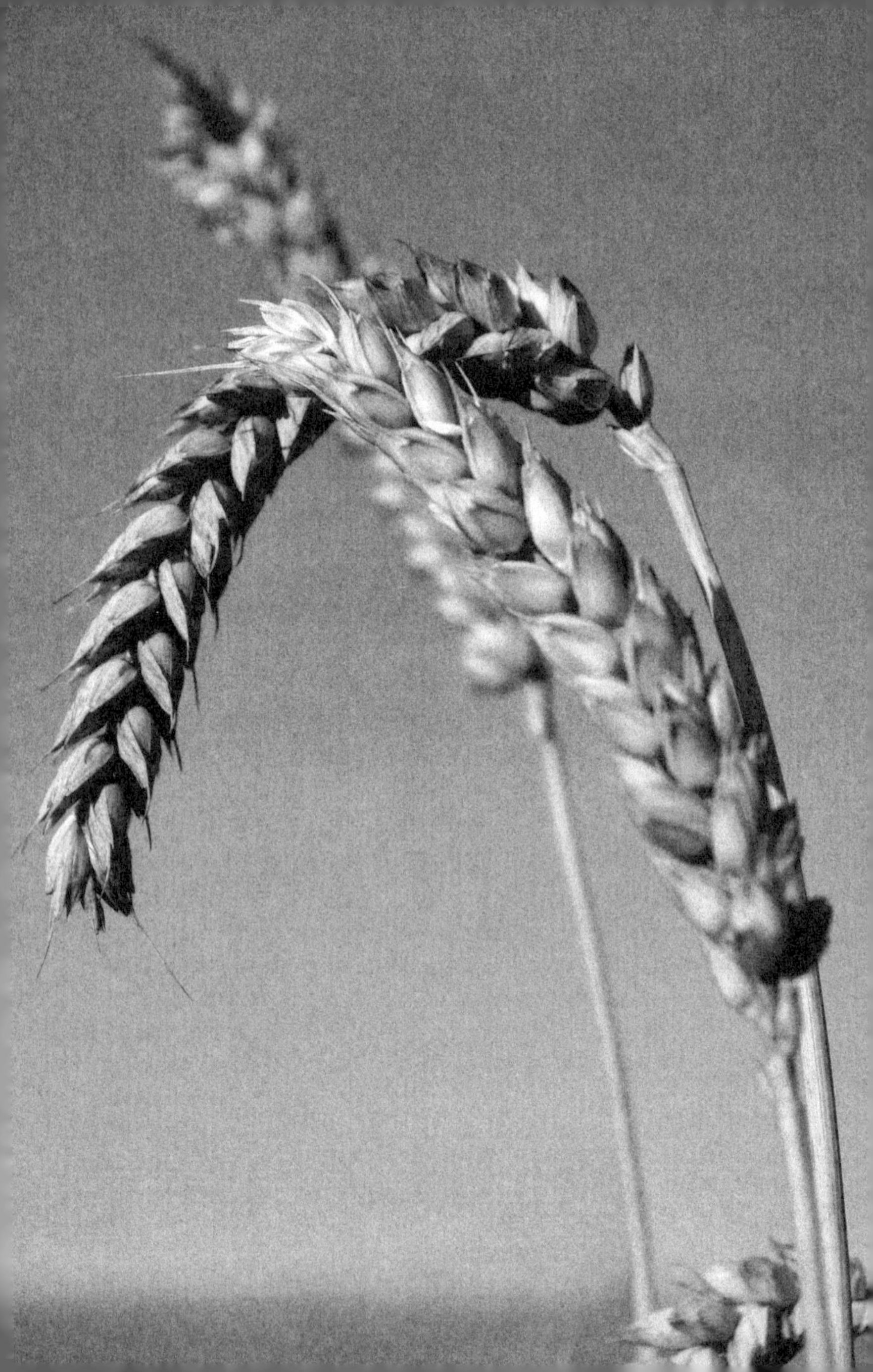

Zöliakie

Getreide macht Schwierigkeiten

Plötzlich habe ich viel Gewicht verloren

»Diese Krankheit begann bei mir vor ungefähr 12 Jahren. Ich litt ständig unter Übelkeit, aufgeblähtem Bauch, begleitet von fettreichen Stuhlgängen. Was mir sehr zu denken gab, war, dass ich binnen kurzer Zeit viel Gewicht verlor. Ich fühlte mich auch tagsüber so müde, am liebsten hätte ich die ganze Zeit nur geschlafen. Auffallend war auch, dass ich sehr blass war, dunkle Augenringe haben das noch verstärkt. Ein Blutbild zeigte einen massiven Mangel an B-Vitaminen und Nährstoffen, die Eisen- und Kalziumwerte waren auch sehr niedrig. Eine Gewebeprobe aus dem Dünndarm brachte schließlich einen eindeutigen Befund: Zöliakie. Seit ich strenge Diät halte, geht es mir wesentlich besser. Allerdings ist es oft nicht so leicht, auswärts zu essen, da Gluten einfach in sehr vielen Speisen enthalten ist. Es gibt aber zunehmend mehr Restaurants, Bäckereien und Lebensmittelketten, die glutenfreie Gerichte bzw. Produkte anbieten.«

Stefanie F., 32 Jahre

Oft lange unerkannt

Blässe, bleierne Müdigkeit und Gewichtsverlust sind häufige Begleiter einer Zöliakie. Personen, die keine Getreideprodukte vertragen, wissen oft nichts von ihrer Erkrankung – speziell dann, wenn die Symptome nicht so ausgeprägt sind. Und trotzdem fühlen sie sich meist krank und schlapp, vor allem, weil die Verdauung große Probleme macht.

Gluten ist schuld

Zöliakie (Sprue) ist eine chronische entzündliche Erkrankung des Dünndarms, ausgelöst durch ein Klebereiweiß (Gluten). Das Eiweiß findet sich unter anderem in Weizen, Roggen, Gerste, Hafer, Dinkel und Grünkern (siehe auch Liste mit glutenhaltigen Lebensmitteln Seite 159 f.). Gluten sorgt als Zusatz für die Festigkeit beim Brotteig. Es kommt aber auch als Trägerstoff in vielen Lebensmitteln vor, wo man es gar nicht vermutet – unter anderem auch in Dressings, Desserts und Süßigkeiten. Je nach Getreidesorte wird es unterschiedlich benannt: Gliadin ist das Gluten von Weizen, Hordein von Gerste, Secalin von Roggen und Avenin von Hafer.

Spezielle Unverträglichkeit

Bei der Zöliakie handelt es sich um keine »echte« Allergie auf Nahrungsbestandteile, sondern um eine Unverträglichkeitsreaktion auf das Klebereiweiß Gluten. Das Immunsystem aktiviert Antikörper gegen Gluten, dadurch entstehen Entzündungen, die Schleimhaut des Dünndarms wird geschädigt. Kleine Vorwölbungen der Schleimhautoberfläche – auch Zotten genannt – werden dadurch abgebaut. Die Folgen sind fatal: Da immer weniger Zotten vorhanden sind, bleiben Nährstoffe unverdaut im Darm. Es kommt zu Verdauungsstörungen und durch fehlende Nährstoffe zu (spürbaren) Mangelerscheinungen. Unbehandelt begünstigt Zöliakie eine Reihe von Autoimmunerkrankungen wie Hautausschlag, Typ-1-Diabetes oder Schilddrüsenerkrankungen. Eine Erhöhung der Enzymwerte der Bauchspeicheldrüse, Osteoporose, Darmkrebs oder auch die verstärkte Neigung zu Fehlgeburten können Folgen dieser Darmerkrankung sein.

Auch Kinder erkranken

Die Krankheit ist zwar nicht vererbbar, es besteht aber eine genetische Veranlagung dafür. Oft sind schon Babys betroffen. Zwischen dem vierten und sechsten Monat werden die meisten Säuglinge schrittweise auf normale Kost und damit auch auf getreidehaltige Produkte umgestellt (Breie, Biskotten, Grieß, Weißbrot...). Falls das Kind an Zöliakie erkrankt ist, können folgende Symptome mehrere Wochen oder Monate später auftreten (meist am Ende des ersten oder am Beginn des zweiten Lebensjahres):

- Sehr oft Gedeihstörungen, mangelndes Wachstum sowie abnehmender Appetit, Gewichtsverlust.
- Durchfall, der massig fettige Stuhl ist übel riechend. Das Kleinkind leidet an Blähungen und einem aufgeblähten großen teigig-weichen Bauch, Bauchschmerzen.
- Auffallende Blässe, dunkle Augenringe.
- Arme und Beine sind mager.
- Bei älteren Kindern kommt es auch zu einer verzögerten Pubertät sowie Gewichtsverlust.

Den Symptomen auf der Spur

Aber auch Erwachsene können, verstärkt zwischen dem 30. und 40. Lebensjahr, an Zöliakie erkranken. Da der Darm aufgrund der Schädigung nicht in der Lage ist, alle wichtigen Nährstoffe aus dem Nahrungsbrei zu filtern, hat diese Mangelernährung viele Erscheinungsbilder. Häufig kommt es zu einer Blutarmut, die gestörte Kalziumaufnahme kann Osteoporose auslösen, auch Gelenkschmerzen oder psychische Probleme wie Konzentrationsstörungen oder Depressionen können durch Gluten-Unverträglichkeit entstehen. Bei Frauen kann unerkannte Zöliakie zu Unfruchtbarkeit oder häufigen Frühgeburten führen. Da all diese Symptome normalerweise mit anderen Ursachen in Zusammenhang gebracht werden, ist es so schwierig, der Zöliakie auf die Spur zu kommen. Außerdem ist das Ausmaß von Gluten-Unverträglichkeit individuell verschieden: Es gibt mildere Verlaufsformen, wo es mitunter »nur« zu Bauchschmerzen oder Verstopfung kommt. Auf der anderen Seite gibt es auch Betroffene, die selbst auf geringste Spuren von Gluten mit heftigen Beschwerden reagieren.

Der Weg bis zur Diagnose »Zöliakie« ist oft lang. Eine Umfrage der Österreichischen Arbeitsgemeinschaft Zöliakie hat ergeben, dass diese Autoimmunerkrankung im Durchschnitt vielfach erst nach 13 Jahren als solche erkannt wird. Experten vermuten, dass in Mitteleuropa eine von 300 Personen daran erkrankt, zwei Drittel der Betroffenen sind Mädchen und Frauen. Schätzungen zufolge weiß erst jede(r) achte Zöliakie-Kranke überhaupt von seiner Unverträglichkeit.

Laut Studien müssten in Österreich ca. 80 000 Personen an Zöliakie leiden, allerdings haben nur ungefähr 4000 ihre Erkrankung auch wirklich diagnostiziert bekommen. In Deutschland sind ungefähr 250 000 Menschen davon betroffen, meistens ohne es zu wissen.

Gut zu wissen: Unbehandelte Zöliakie-Patienten sind fast immer auch von einer Laktose-Intoleranz betroffen.

Erste Anzeichen

Hellhörig sollten Sie werden, wenn Sie längere Zeit hindurch – besonders nach getreidereichen Mahlzeiten – Folgendes bemerken:

- unnatürliche Blässe, oft auch verbunden mit starker Müdigkeit und Gewichtsabnahme,
- chronische Durchfälle, Fett im Stuhl,
- Durchfallphasen, die mit Verstopfung abwechseln,
- Bauchschmerzen, aufgetriebener Bauch, Blähungen, Übelkeit,
- besonders oft an Knie und Ellbogen: bläschenförmiger Hautausschlag mit starkem Juckreiz.
- Es können auch Konzentrationsstörungen, Unfruchtbarkeit oder Infektanfälligkeit auftreten.

Eine Biopsie bringt Klärung

Folgende Untersuchungen sind für eine Zöliakie-Diagnostik notwendig:

- Zunächst wird über ein Blutbild der Nährstoff-Status erhoben: u. a. Blutgerinnung, Eisen, Gesamteiweiß, Kalzium, Vitamin B_{12}, Vitamin D und Folsäure.
- Ein spezieller Bluttest bringt den Nachweis, dass spezifische

Antikörper vorhanden sind (Antikörpertest). Neben den Antikörpern der Klasse IgA sollte auch die Klasse IgG getestet werden, da manche Zöliakiepatienten nur diese Art von Antikörpern entwickeln.

- Bei Vorliegen eines positiven Antikörperbefundes wird bei kleineren Kindern eine Dünndarmbiopsie bzw. bei älteren Kindern und Erwachsenen eine Magenspiegelung (Gastroskopie) durchgeführt. Im Zuge der Untersuchung wird dem oberen Dünndarm eine Gewebeprobe schmerzlos entnommen – auf diese Weise ist Zöliakie schließlich anhand der Beschaffenheit der Darmzotten feststellbar.

Ein »bisschen« glutenfrei gibt es nicht

Ist der Befund positiv, ist der einzige Weg zur **Beschwerdefreiheit eine lebenslange Diät.** Zöliakie heilt nicht aus! Nur ein strenger Verzicht auf Gluten lässt nach einigen Wochen bis Monaten – je nach Schwere der Beeinträchtigung – die Schleimhautschädigung der Darmzotten abklingen. Der Allgemeinzustand verbessert sich oftmals schon nach wenigen Tagen. Medikamente zur Besserung der Symptome gibt es nicht.

Gut zu wissen: Die glutenfreie Ernährung kann zwar keine Heilung, aber eine vollständige Beschwerdefreiheit bewirken – und eine vollkommene Regeneration der Darmschleimhaut. Die Diät muss ein Leben lang eingehalten werden, um eine Schädigung des Darms zu verhindern!

Disziplin ist gefragt

Glutenfreie Diät bedeutet Disziplin, denn werden glutenhaltige Lebensmittel nicht gemieden, schreitet die Schleimhautschädigung der Darmzotten fort – auch wenn es nicht sofort wieder zu Symptomen kommt. Eine schlampig eingehaltene Diät bringt nichts, da sich der Darm nicht erholen kann.

Auch bei Kindern sollte aufgrund der möglichen Wachstumsverzögerung die Diät genau befolgt werden, damit sich die Dünndarmschleimhaut gänzlich regenerieren kann. In der Folge ist eine Zunahme des Gewichts wieder möglich, Ergebnisse der Blutuntersuchungen verbessern sich zunehmend. Sie müssen aber weiterhin konsequent auf glutenfreie Ernährung bei Ihrem Kind achten und diese auch im Erwachsenenalter weiterführen.

Viele Zöliakiekranke vertragen aufgrund der veränderten Dünndarmschleimhaut auch keinen Milchzucker mehr und haben somit auch eine Laktose-Intoleranz. Wer sich an die glutenfreie Diät hält, wird in der Regel auch die Laktose-Intoleranz wieder los.

Wichtig: Halten Sie nur dann eine glutenfreie Diät ein, wenn die Krankheit bei Ihnen eindeutig diagnostiziert wurde! Eine glutenfreie Diät erfordert eine beachtliche, konsequente und lebenslange Umstellung in der Ernährung, die auch mit erheblichen Kosten verbunden ist. Das alles ist nur dann gerechtfertigt, wenn es sich tatsächlich um eine Zöliakie handelt.

Lassen Sie sich von speziell geschulten Ärzten und Ernährungsexperten beraten. Mithilfe eines individuell erstellten ausgewogenen Diätplans lässt sich die Zufuhr aller wichtigen Nährstoffe abdecken. Je nach Ausmaß der Mangelzustände bei akuter Erkrankung werden neben der Diät eventuell auch Vitamine, Mineralien und Eisen in Tablettenform notwendig sein.

Die Österreichische Arbeitsgemeinschaft Zöliakie (www.zoeliakie.or.at) sowie die Deutsche Zöliakie-Gesellschaft (www.dzg-online.de) helfen bei der praktischen Umsetzung.

Vom Speiseplan streichen

Anbei finden Sie eine Übersicht über glutenhaltige Lebensmittel.

Strikt zu vermeiden sind:

- Produkte aus glutenhaltigen Getreidesorten wie Brot, Gebäck, Back-, Teigwaren, Knödel, Cerealien wie Müsli, Kuchen, Torten, Oblaten usw. Zu den Getreidesorten und -produkten mit hohem Glutengehalt zählen Weizen, Weizengrieß, Gerste, Roggen, Hafer (in Kombination mit Weizen), Dinkel, Grünkern, Kamut, Bulgur, Couscous, Einkorn, Emmer sowie die Roggen-Weizen-Kreuzung Triticale.

- Panierte Speisen.
- Fertige Kartoffelprodukte wie z. B. Chips, Kroketten, Puffer.
- Bestimmte Wurstsorten (z. B. Augsburger/Knackwurst, Leberkäse, Blutwurst, Bratleberwurst, Weißwurst).
- Cremen, Dessertsoßen, Süßwaren, Suppen- und Soßenpulver, Fertigsoßen, manche Sojasoßen.
- Getränke: Bier, Malzkaffee, Getreidekaffee, Kakaogetränke mit Malzzusatz, aromatisierte Tees (Gluten als Trägermittel für Aroma), Fruchtsäfte mit Getreidezusätzen.
- Lesen Sie immer die Zutatenliste von Produkten. Denn oft gibt es auch in Nahrungsmitteln ohne Mehl Hinweise auf Gluten. Der Eiweißstoff wird in der Industrie unter anderem als Träger von Aromastoffen, als Emulgator und Stabilisator eingesetzt.
- Zigaretten, Alkohol und Süßigkeiten sind für eine geschädigte Darmschleimhaut Gift.

Erlaubt sind:

- Von Natur aus glutenfreie Lebensmittel wie Reis, Mais, Maisgrieß, Hirse, Amaranth, Quinoa, Soja(mehl) und Buchweizen bzw. Produkte, die auf dieser Basis hergestellt werden, wie z. B. Brot und Gebäck aus Mais oder Buchweizen.

Auch Saaten wie Leinsamen, Sesam und Sonnenblumenkerne ersetzen glutenhaltige Getreidesorten.

- Frisches Obst, frisches Gemüse (Kartoffeln, Salat), Hülsenfrüchte, Milch und Milchprodukte, Pflanzenöle, Eier, frisches Fleisch, Geflügel und Fisch.
- Marmelade, Honig, Zucker.
- Getränke: Mineralwasser, nicht aromatisierter Tee, Bohnenkaffee, Fruchtsäfte, Wein.

Die durchgestrichene Weizenähre

Im Lebensmittelregal finden sich zunehmend glutenfreie Spezialprodukte, erkennbar am Symbol der durchgestrichenen Weizenähre. Seit 2005 müssen in der EU glutenhaltige Lebensmittel gekennzeichnet werden. Wenn Sie die Zutatenliste studieren, deuten folgende Begriffe auf Gluten hin:

Paniermehl, Pflanzeneiweiß, Aromen, Backtriebmittel, Bulgur, Couscous, Dinkel, Einkorn, Emmer, Vollkorn (Mehl, Graupen, Grieß, Flocken, Kleie, Schrot), Weizen, Weizenprotein (-eiweiß/-kleber), Farbstoffe, Gerste, Gewürzzubereitungen, Grünkern, Hafer, Hartweizen, Kamut, Malz, modifizierte Stärke, Roggen, Semmelmehl, Stärke, Urkorn, Verdickungsmittel.

Wird eine Zöliakie nicht behandelt, kann es zu folgenden Erkrankungen kommen:

- Menstruationsstörungen, Unfruchtbarkeit
- Blutarmut
- Verzögerung im Wachstum
- Knochenschmerzen
- Depressionen
- schlechte Wundheilung
- Darmkrebs

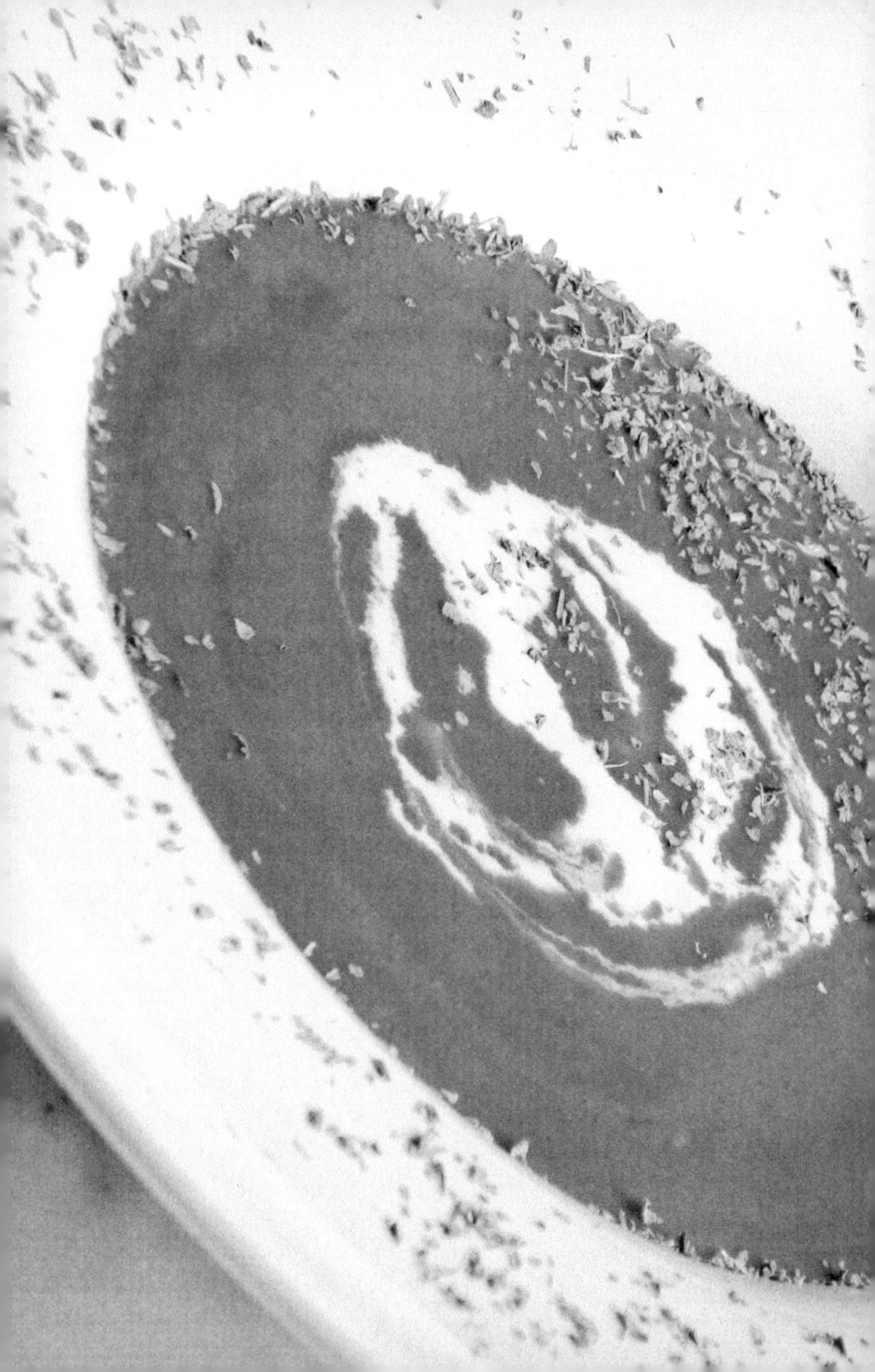

Mehrfachintoleranzen

Die wichtigste Maßnahme bei Nahrungsmittel-Intoleranzen ist eine spezielle Diät, die dafür sorgt, dass sich der Darm erholen kann. Sollten sich die Beschwerden trotz eingehaltener ein- bis zweiwöchiger Diät aber nicht bessern, könnte (nach Ausschluss einer Darmerkrankung oder Lebensmittelallergie) zusätzlich eine weitere Form von Lebensmittelunverträglichkeit vorliegen:

Laktose- und Fruktose-Intoleranz

Untersuchungen haben gezeigt, dass zirka zwei Drittel der Patienten mit Laktose-Intoleranz auch Schwierigkeiten haben, Fruchtzucker zu verarbeiten. Dadurch können sich Symptome wie Bauchschmerzen, Blähungen und Durchfall noch verstärken. Typischerweise tritt auch bei strikt laktosefreier Diät keine Besserung der Beschwerden ein. Diese Kombination von Laktose- und Fruktose-Intoleranz kann auch die Entstehung von Depressionen fördern bzw. verschlechtern.

Bleibt diese »Bündelung« von Unverträglichkeiten unerkannt, so können auch bestimmte Laktasepräparate nicht greifen: Da manche dieser Produkte Füllstoffe wie Sorbit oder Xylit enthalten, führt die Fruktose-Intoleranz dazu, dass es unter ihrer Anwendung zu keiner Besserung, manchmal sogar zu einer deutlichen Verschlechterung kommt. Deshalb sollten Sie bei vorliegender Laktose-Intoleranz auch eine mögliche Fruktose-Unverträglichkeit abklären lassen. Ist beides der Fall, dann achten Sie möglichst genau auf die Menge Fruchtzucker, die Sie essen, und greifen Sie u. a. zu laktosefreien Milchprodukten. Meiden Sie Sorbit und für eine Zeit sehr ballaststoffreiche Nahrungsmittel (siehe auch Seite 146 f.) Studieren Sie auch die Lebensmitteletiketten, denn auch Wurstwaren, Fertig- und Diätprodukte oder fruchtige Milchprodukte können Laktose und Fruktose enthalten.

Es gibt für beide Intoleranzen Enzymersatztherapien, die spürbare Erleichterung bringen können.

Laktose-Intoleranz und Histamin-Unverträglichkeit

Bei dieser Kombination werden Sauermilchprodukte bzw. Topfen sehr gut vertragen, auch Brot, Fisch und Fleisch (möglichst frisch) stellen wie viele Obst- und Gemüsesorten meist kein Problem dar (siehe auch Seite 74 ff.).

Meiden sollten Sie hingegen Fertigprodukte wie Dressings, Saucen, Packerlsuppen und Milchprodukte (außer laktosefreie).

Laktose-Intoleranz und Zöliakie

Da bei der Zöliakie die Schleimhäute gereizt sind, kann auch das Enzym Laktase oft nur unzureichend gebildet werden. Der Milchzucker wird nicht oder nur in geringen Mengen aufgespalten, es kommt zu heftigen Darmbeschwerden.

Wichtig ist es, mit glutenfreier Kost für eine Erholung der Darmschleimhaut zu sorgen und für den Zeitpunkt der Diät dafür zu sorgen, dass nur wenig bis kein Milchzucker zugeführt wird. Hat sich die Darmschleimhaut wieder beruhigt, so verbessert sich in den meisten Fällen auch die Laktose-Intoleranz.

Fruktose-Intoleranz und Histamin-Intoleranz

Liegt zusätzlich zur Fruktose-Intoleranz eine Histamin-Unverträglichkeit vor, können Sie weiterhin Milchprodukte essen, die nicht mit Fruktose gesüßt sind. Auch gegen kohlenhydratreiche Lebensmittel wie Reis, Nudeln und Brot spricht nichts. Auf Backwaren aus fruktosehaltiger Fertigbackmischung, Obst- und Gemüsesäfte, Softgetränke, Honig, Eis, Marmeladen und Fertig- bzw. Diabetikerprodukte sollten Sie hingegen verzichten.

Fruktose-Intoleranz und Sorbit-Unverträglichkeit

Wenn Sie weniger Sorbit verzehren, wird auch Fruchtzucker besser vertragen. Meiden Sie daher sorbithaltige Produkte wie Diätprodukte, Kaugummis, Trockenfrüchte etc.

Gut zu wissen:

- Liegen mehrere Unverträglichkeiten vor, so ist nach einer ein- bis zweiwöchigen Diät ein spezieller Ernährungsplan nötig, um eine Mangelernährung auszuschließen.

- Auf Basis dieses Planes sollten Sie versuchen, die als unverträglich getestete Substanz immer wieder in kleinen Portionen zuzuführen. Sie werden feststellen, dass oft die Menge entscheidet, ob Sie z. B. Fruktose vertragen oder nicht. Es macht keinen Sinn, auf Dauer Lebensmittel mit Fruchtzucker, Milchzucker oder Histamin gänzlich zu streichen.
- Nützen Sie auch das Angebot, zumindest eine Intoleranz mit Enzympräparaten oder medikamentös zu behandeln. So hätten Sie zumindest diese Unverträglichkeit einfacher im Griff.

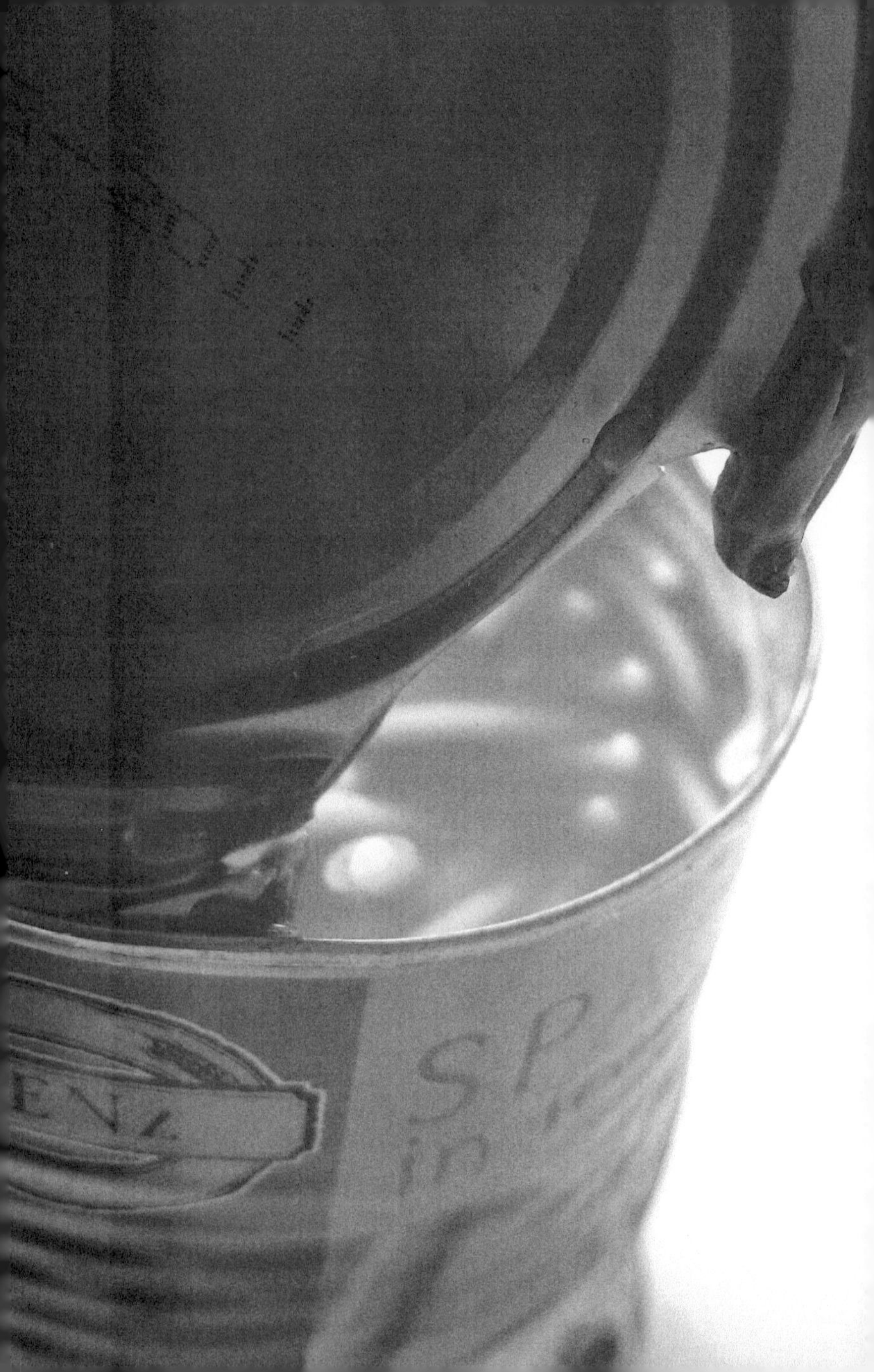

Lesen Sie die Zutatenliste!

Wer bestimmte Bestandteile in Lebensmitteln nicht verträgt, sollte die Zutatenliste von Produkten genau studieren. Dabei gibt die Reihung der Inhaltsstoffe schon eine wichtige Information: Wenn zum Beispiel Mehl an erster Stelle steht, ist es auch jener Inhaltsstoff mit dem größten Mengenanteil. Das kann bei Fertigprodukten helfen, bei Süßigkeiten oder Keksen, die ja oft eine Fülle unterschiedlicher Stoffe enthalten.

Zusatzstoffe hingegen sind Substanzen, welche die Eigenschaften eines Lebensmittels verändern. Sie können es haltbarer machen, im Geschmack verstärken, die Süßkraft erhöhen, es »färben« und vieles mehr.

Als Konsument bleibt also nur die Möglichkeit, auf dem Etikett nach Zusatzstoffen zu fahnden. Sie müssen darauf deklariert sein – entweder mit ihrer E-Nummer oder mit ihrem Namen, auch die Produktklasse ist vermerkt, also z. B. Konservierungsstoff E 220 (E 220 steht in diesem Fall für das Konservierungsmittel Schwefeldioxid).

Eine aktuelle Liste mit E-Nummern finden Sie auch im Internet unter www.arbeiterkammer.at (Suchbegriff »E-Nummern« in die Suchmaske eingeben). Ebenso bieten die deutschen Verbraucherzentralen E-Nummer-Listen an.

Derzeit sind mehr als 300 Lebensmittelzusatzstoffe in der EU zugelassen, aber die Anzahl nimmt jährlich zu.

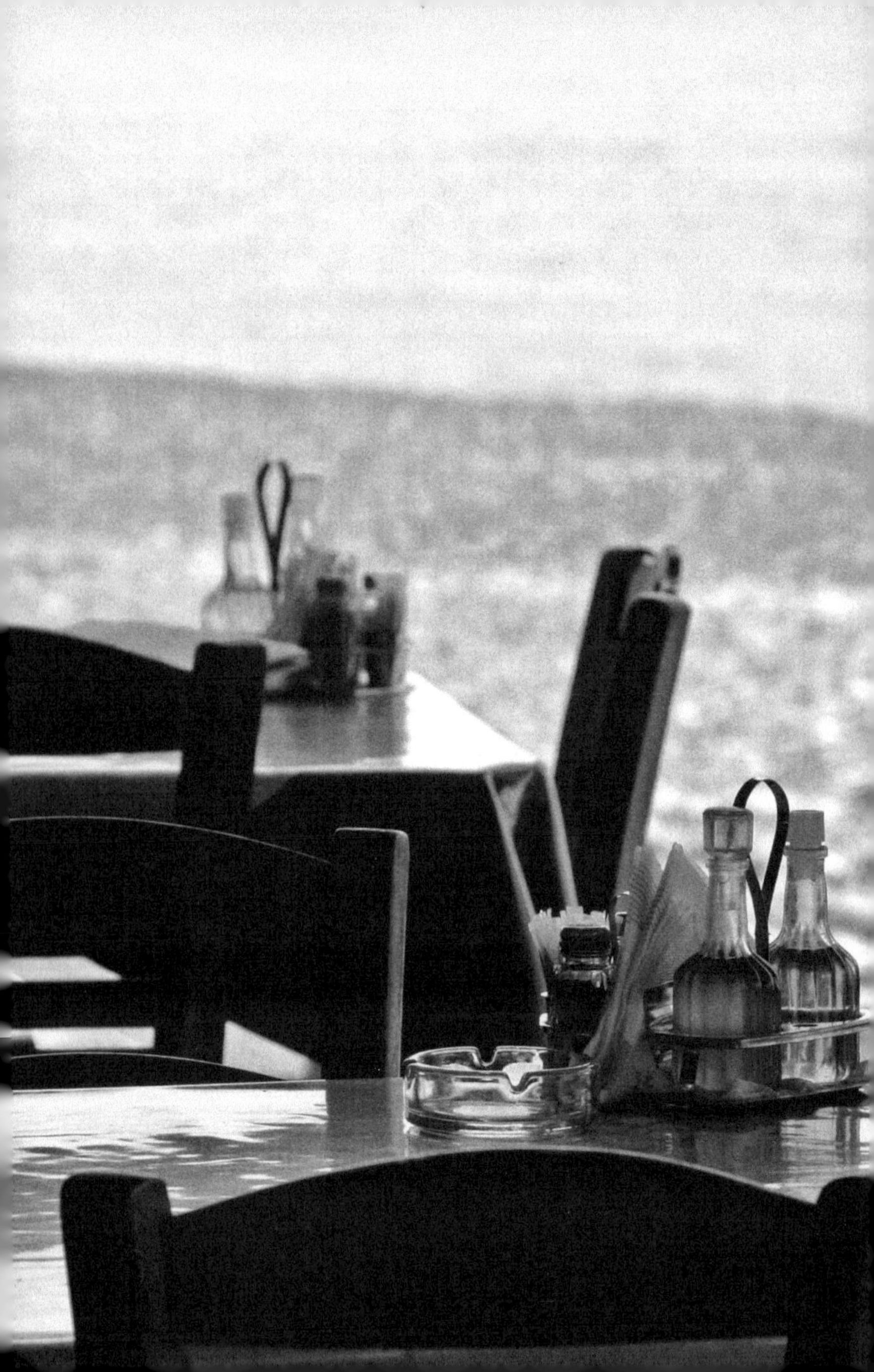

Mit der Intoleranz leben

Folgende Tipps sind als Anregungen gedacht, wie Sie mit Ihrer Intoleranz umgehen können. Auch wenn Sie bei der Auswahl der Lebensmittel eingeschränkt sind, müssen Sie trotzdem nicht auf abwechslungsreiche Ernährung verzichten.

- **Streichen Sie nur jene Nahrungsmittel von Ihrem Speiseplan, die Sie nach sachgerechter Allergie-Diagnostik unbedingt meiden müssen.** Wenn bestimmte Lebensmittel nicht vertragen werden, können diese in der Regel durch andere derselben Gruppe ersetzt bzw. ausgetauscht werden. Ein individueller Diätplan ist hier wichtig. Bei der Erstellung können Ihnen Diätassistenten behilflich sein.
- **Mängel ausgleichen**
  Wer aufgrund seiner Unverträglichkeit eine Diät halten und damit auf bestimmte Speisen verzichten muss, läuft Gefahr, nicht genug Vitamine, Mineralstoffe und Spurenelemente aufzunehmen. Wechseln Sie im Rahmen Ihres Diätplans die Reihenfolge der Nahrungsmittel ab. Vielfalt bringt auch unterschiedliche Nährstoffe. In Absprache mit Ihrem Arzt bzw. Diätexperten sollten Sie Ihre Kost, wenn nötig, mit Vitalstoffprodukten ergänzen.
- **Je natürlicher, desto besser**
  Je ursprünglicher die Produkte sind, desto leichter umgeht man eine Reihe von Zusatzstoffen. Fertig- und Light-

produkte sowie sogenannte Snacks sollten Sie besser vermeiden, achten Sie auf frische Lebensmittel und bereiten Sie möglichst viel selber zu. Bei der Herstellung von Bioprodukten werden, wenn überhaupt, weit weniger Zusatzstoffe verwendet.

- Oft ist es ratsamer, **verpackte Produkte zu kaufen,** deren Inhaltsstoffe genau deklariert sind. Bei Brot und Gebäck etwa, das beim Bäcker gekauft wird, ist es schwierig, Genaueres über die Zusatzstoffe zu erfahren. Es gibt aber auch spezielle Biobäcker, die ihre Zutaten exakt deklarieren.
- **Sorgen Sie für eine ausreichende Eiweißversorgung**
  Der Körper braucht eine Menge Eiweiß, um reibungslos zu funktionieren. Wenn Sie Eiweiß aus tierischen Lebensmitteln (z. B. Milch) nicht vertragen, greifen Sie zu pflanzlichem Soja bzw. lassen Sie sich von Ernährungsexperten beraten. Ältere Menschen haben oft einen Eiweißmangel, weil die Aufnahme mit den Jahren schlechter wird und dadurch nur ein Teil des zugeführten Eiweißes verdaut wird. Der Körper holt sich das fehlende Eiweiß dann von den Aminosäuren in den Muskelzellen, daher nimmt im Alter auch die Muskelmasse ab. Verbessern lässt sich die Eiweißaufnahme, wenn Proteine am Morgen bzw. zu Mittag gegessen werden. Da ist die Magensaftproduktion höher, damit funktioniert auch die Verdauung besser.

- **Immunsystem unterstützen**
  Neben einer möglichst ausgeglichenen Ernährung sollten Sie, wann immer es geht, für **Bewegung** sorgen. Sport – mindestens dreimal in der Woche – stärkt das Immunsystem.
  Da die Nährstoffe vom Darm aus verarbeitet werden, ist es ganz wichtig, für eine **ausgewogene Darmflora** zu sorgen und nützliche Milchsäurebakterien wie Laktobazillen und Bifidusbakterien zuzuführen. Diese sind in Lebensmitteln (probiotische Joghurts), aber auch in speziellen Arznei- und Nahrungsergänzungmitteln (sogenannte Probiotika) enthalten.
  Probiotika enthalten Bifidobakterien, die sich im Darm ansiedeln und dort ein saures Milieu schaffen. Krankheitserreger haben es dann schwerer, zu überleben.

Glossar

ALLERGEN: Substanz, die eine Allergie auslöst, meist eine Eiweißverbindung.

ALLERGIE: Spezifische Änderung der Immunitätslage im Sinne einer krank machenden Überempfindlichkeit.

ANAPHYLAKTISCHER SCHOCK: Schwerwiegendste Sofortreaktion auf ein Allergen, kann zum Kreislaufzusammenbruch führen bzw. zu Herz- und Atemstillstand.

ANTIGEN: Körperfremde Eiweißverbindung, welche die Bildung von Antikörpern im Blut auslöst.

ANTIHISTAMINIKA: Medikamente, welche die Wirkung von Histamin hemmen, zur Behandlung allergischer Symptome.

ANTIKÖRPER (= Immunglobulin): Eiweißverbindung, die vom Immunsystem produziert wird und spezifisch mit dem Antigen reagiert.

ASTHMA: Asthma bronchiale ist eine Erkrankung der unteren Atemwege; führt zur Verengung der Luftwege mit erhöhter Schleimabsonderung, kann sich aus unbehandeltem Heuschnupfen entwickeln.

ATOPISCHES EKZEM: Andere Bezeichnung für Neurodermitis oder endogenes Ekzem.

BIOGENE AMINE: Kleinmolekolulare organische Substanzen, die im normalen Stoffwechsel von Tieren, Pflanzen und Mikroorganismen gebildet werden. Biogene Amine kommen in fast allen Lebensmitteln in kleinen Mengen vor. Bei manchen Menschen können diese Stoffe allergieähnliche Überempfindlichkeitsreaktionen auslösen.

ELIMINATIONSDIÄT: Zur Diagnose von Lebensmittelallergien und Intoleranzen. Verdächtige Lebensmittel werden für eine bestimmte Zeit vom Speiseplan eliminiert = ausgelassen.

ENZYM: Eiweißstoffe, die chemische Abläufe initiieren bzw. beschleunigen.

ENZYMATISCH: Ein bestimmter Bestandteil in der Nahrung kann nicht verdaut werden, da das dafür verantwortliche Enzym nicht oder in zu geringem Ausmaß vom Körper gebildet wird. Diese Defekte können angeboren sein oder im Laufe der Zeit erworben werden. Das Paradebeispiel hierfür ist die Laktose-Intoleranz.

FRUKTOSE: Fruchtzucker

FRUKTOSE-INTOLERANZ/FRUKTOSE-MALABSORPTION: Aufgrund eines gestörten Transportmechanismus können Kohlenhydrate aus dem Darm nicht aufgenommen werden. Mögliche Syptome: starke Blähungen, Bauchschmerzen, Durchfall, Müdigkeit, Kopfschmerzen.

GLUTEN: Klebereiweiß in bestimmten Getreidearten; Auslöser der Zöliakie.

IGE-ANTIKÖRPER: Abkürzung für Immunglobulin E, Das Immunsystem bildet aufgrund des Kontaktes mit dem Allergen spezifische Antikörper, die im Blut nachweisbar sind.

IMMUNGLOBULINE: Eiweißverbindungen im Körper, werden als Abwehrstoffe gegen eindringende Fremdstoffe gebildet.

KREUZALLERGIE: Betroffene reagieren nicht nur auf den eigentlichen Allergieauslöser, sondern auch auf sehr ähnliche. So reagieren beispielsweise Pollenallergiker auch auf bestimmte Nahrungsmittel.

LAKTASE: Verdauungsenzym, das den Milchzucker spaltet.

LAKTOSE: Milchzucker

LAKTOSE-INTOLERANZ = Milchzucker-Unverträglichkeit. Da das Enzym Laktase fehlt bzw. nur in geringen Mengen vorhanden ist, kann Milchzucker im Darm nicht aufgespalten werden. Mögliche Symptome: Durchfälle, Koliken, starke Blähungen. Übelkeit.

LEBENSMITTEL-ALLERGIE: Allergische Reaktion auf Lebensmittel, bei der es zur Bildung von Antikörpern kommt.

LEBENSMITTEL-INTOLERANZ: Sammelbegriff für verschiedene Lebensmittel-Unverträglichkeiten, bei denen keine Antikörper gebildet werden, sondern meist ein Enzymdefekt die Ursache ist.

NEURODERMITIS: Anderer Ausdruck für atopisches Ekzem; Hauterkrankung mit trockener, juckender, zum Teil entzündeter Haut.

PHARMAKOLOGISCHE REAKTION: Überempfindlichkeit auf jene

Nahrungsbestandteile, die ab einer bestimmten Konzentration eine Wirkung auf Körperfunktionen, z. B. den Blutdruck, ausüben. Klassisches Beispiel hierfür ist die Histamin-Intoleranz.

PRICK-TEST: Hauttest, bei dem allergenhältige Testextrakte in Tropfenform durch vorsichtiges Ritzen der Hautschicht aufgetragen werden.

PROVOKATION: Nach einer Eliminationsdiät werden die verdächtigen Lebensmittel unter ärztlicher Aufsicht verabreicht und die Reaktion darauf dokumentiert.

PSEUDO-ALLERGIE: Sammelbegriff für verschiedene Lebensmittel-Unverträglichkeiten, bei denen keine Antikörper gebildet werden, aber allergieähnliche Beschwerden auftreten können.

RAST: Bluttest, mit dem bestimmte Antikörper im Blut nachgewiesen werden können.

REIBE-TEST: Hauttest, bei dem eine allergenhaltige Testlösung oder das verdächtige Lebensmittel kräftig in die Unterarmhaut eingerieben wird.

SENSIBILISIERUNG: Verstärkte Empfindlichkeit eines Organs gegenüber einem Reiz; geht immer einer Allergie voraus.

ZÖLIAKIE: Erkrankung der Darmschleimhaut, die durch eine Immunreaktion auf das Klebereiweiß Gluten ausgelöst wird.

ZUSATZSTOFF: Substanz, die Lebensmitteln zugesetzt wird, um eine bestimmte technologische Wirkung zu erzielen.

Literatur

Behr-Völtzer, Christine, et al.: Diät bei Nahrungsmittelallergien und -intoleranzen. 4. Auflage, Urban & Vogel, München 2008

Frenzel, Denis, et al.: Fruktosemalabsorption – eine unterschätzte Form der Nahrungsmittelunverträglichkeit, in: Allergo, J 16, 350–355

Hof, Christiane: Köstlich essen bei Laktose-Intoleranz. Über 140 Rezepte. Trias, Stuttgart 2012

Jarisch, Reinhart: Histamin-Intoleranz. Thieme, Stuttgart 2004

Klug, Susanne, Schultz, Sabine: Nahrungsmittelintoleranzen bei Kindern. Das Kochbuch. Trias, Stuttgart 2011

Ledochowski, Maximilian: Wenn Brot und Getreide krank machen. Trias, Stuttgart, 2011

Ledochowski, Maximilian: Genussvoll leben trotz Nahrungsmittel-Intoleranzen. Goldmann, München 2013

Ring, Johannes: Angewandte Allergologie. 3. Aufl., Urban & Vogel, München 2004

Schäfer, Torsten, Muche-Borowski, Cathleen: Allergie-Prävention. S3-Leitlinie des Aktionsbündnisses Allergieprävention. Urban & Vogel, München 2004

Schleip, Thilo: Richtig einkaufen bei Fructose-Intoleranz. Trias, Stuttgart 2008

Wallnhöfer, Werner, et al.: Darf ich? Rezepte und Tipps bei Allergien und Nahrungsmittelunverträglichkeiten. Athesia, Bozen 2007

Weiterführende Internetadressen

Allgemeines über Nahrungsmittelintoleranzen

Lebensmittelintoleranz-Datenbank:
Datenbank mit Produktinformationen über potentielle Allergene, unverträgliche Lebensmittelzutaten bzw. Zusatzstoffe
http://www.lebensmittelintoleranz.org

Information des Österreichischen Bundesministeriums für Gesundheit:
https://www.gesundheit.gv.at/ → Nahrungmittelintoleranzen

Information der Österreichischen Agentur für Gesundheit und Ernährungssicherheit (AGES):
http://www.ages.at/

Ernährungsinformation
http://www.forum-ernaehrung.at

Plattform für Nahrungsmittelintoleranzen:
http://www.nahrungsmittel-intoleranz.com/

Internetportal für Laktoseintoleranz und NMU:
http://www.libase.de

Infos des Europäischen Informationszentrums für Lebensmittel
http://www.eufic.org/ → Nahrungsmittelallergien

Konsensus-Bericht der Österreichischen Gesellschaft für Allergologie und Immunologie:
http://www.oegai.org/ → Allergie und Intoleranz

Zum Thema Kreuzallergien:
http://www.allergenvermeidung.org/ → Kreuzallergien

Histaminunverträglichkeit & histaminreduzierte Ernährung – Infos der Österreichischen Gesellschaft für Ernährung:
http://www.oege.at

Verband der Ernährungswissenschafter Österreichs:
http://www.veoe.org

Laktose-Intoleranz
Eine Auflistung von Lebensmitteln und deren genauen Laktosegehalt finden Sie auf der Website des Verbandes der Diätologen Österreichs
http://www.diaetologen.at

Fruktose-Intoleranz
Eine Liste mit dem Fruktose- und Glukosegehalt ausgewählter Lebensmittel finden Sie auf der deutschen Verbraucherschutzseite
http://www.was-wir-essen.de/

Zöliakie
Beratung und Information bieten:
Österreichische Arbeitsgemeinschaft Zöliakie: http://www.zoeliakie.or.at

Deutsche Zöliakiegesellschaft: http://www.dzg.-online.de

Schweiz: IG Zöliakie der deutschen Schweiz: http:// www.zoeliakie.ch

Rezepte
http://www.kuechengoetter.de

Register

Medizinische Informationen aus erster Hand mit den Ratgebern aus dem Verlagshaus der Ärzte.

Das komplette Verlagsprogramm finden Sie auf unserer Homepage.

Birgit Schnedl
Wolfgang Schnedl

Die „freie“ Küche

Histamin – Gluten – Laktose – Fruktose

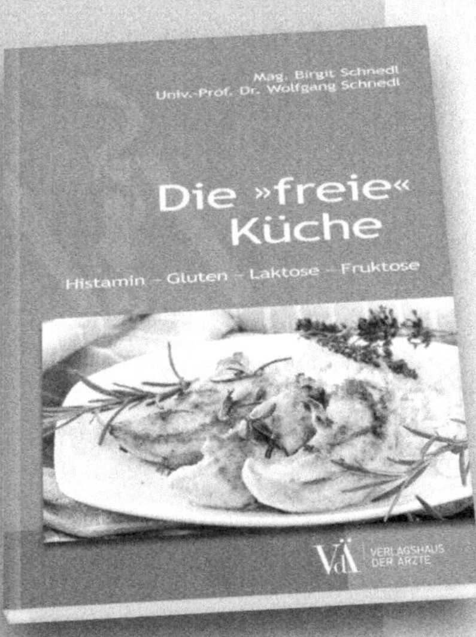

144 Seiten
Broschur
zahlreiche Farbbilder
Format 16,5 × 22 cm
ISBN 978-3-99052-101-4

Kochbuch & Orientierungshilfe.

Durch Nahrungsmittelintoleranzen oder Reizdarm ausgelöste Erkrankungen nehmen seit Jahren zu. Wissenschaftliche Studien zeigen aber, dass man mit einer entsprechend angepassten Ernährung frei von auslösenden Substanzen ein deutlich verbessertes oder sogar vollkommen beschwerdefreies Leben führen kann.

Doch wie sieht das in der Praxis aus? Wie können Betroffene ohne großen Aufwand kochen, wenn sie ein bestimmtes oder immer häufiger auch mehrere Lebensmittel aus ihrer Küche verbannen müssen und sichergehen wollen, dass sie auch keine versteckten Erkrankungsauslöser verwenden? Diese praxiserprobte und in Zusammenarbeit mit vielen Betroffenen entstandene Rezeptsammlung bietet rasche Hilfe. Vom Frühstück bis zum Abendessen werden zahlreiche „freie“ und dennoch köstliche Gerichte vorgestellt, die leicht nachzukochen sind. Und sowohl Fleischtiger als auch Vegetarier können so nach Herzenslust schlemmen.

www.aerzteverlagshaus.at

Unsere Leseempfehlung

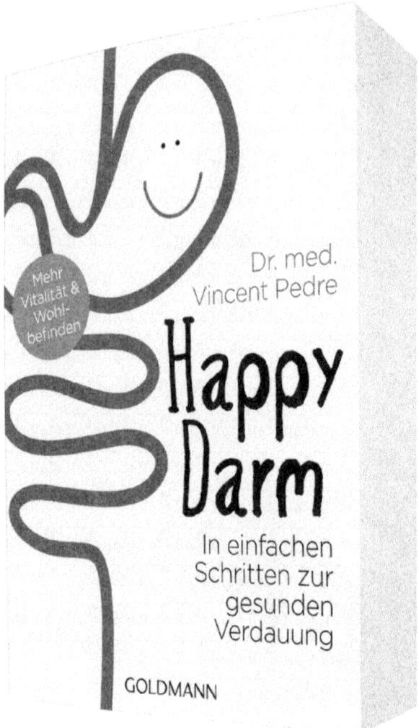

480 Seiten
Auch als E-Book erhältlich

Unser Wohlbefinden hängt unmittelbar mit der Darmgesundheit zusammen. Wen Darmprobleme quälen, der steht oft kurz vor der Verzweiflung. Dr. Vincent Pedres speziell entwickeltes Happy-Darm-Programm hilft, Darmprobleme in den Griff zu kriegen. Werden Sie durch eine darmfreundliche Ernährung und Lebensweise wieder vital, gesund und schlank. Dr. Vincent Pedre erklärt Schritt für Schritt, wie Sie Ihren Darm glücklich machen und Darmproblemen Ade sagen.

www.goldmann-verlag.de
www.facebook.com/goldmannverlag

GOLDMANN
Lesen erleben

Unsere Leseempfehlung

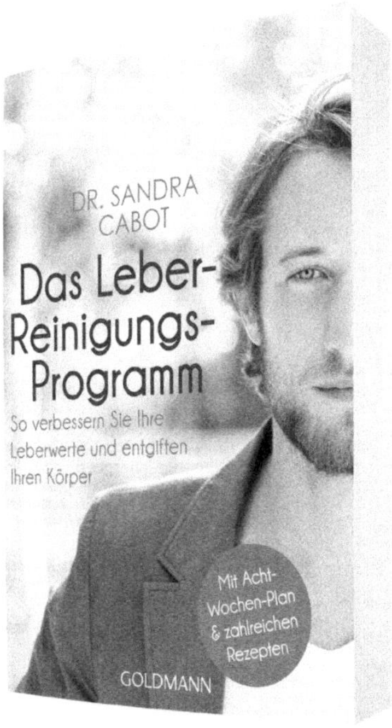

256 Seiten

Die Leber ist für alle wichtigen Funktionen des menschlichen Körpers unentbehrlich. Sie wäscht das Blut, stärkt das Immunsystem und reguliert Kreislauf und Verdauung. Gute Leberwerte sind die Voraussetzung für ein gesundes, langes Leben. Dr. Sandra Cabot hat aufgrund ihrer langjährigen Erfahrung als Ärztin und Ernährungsberaterin ein Programm entwickelt, das die Leberfunktion verbessert und den Körper entgiftet. Ein leicht einzuhaltender Ernährungsplan mit vielen Rezepten hilft, die Leber zu reinigen und eine Vielzahl von Beschwerden ohne Medikamente zu heilen.

www.goldmann-verlag.de
www.facebook.com/goldmannverlag

GOLDMANN
Lesen erleben

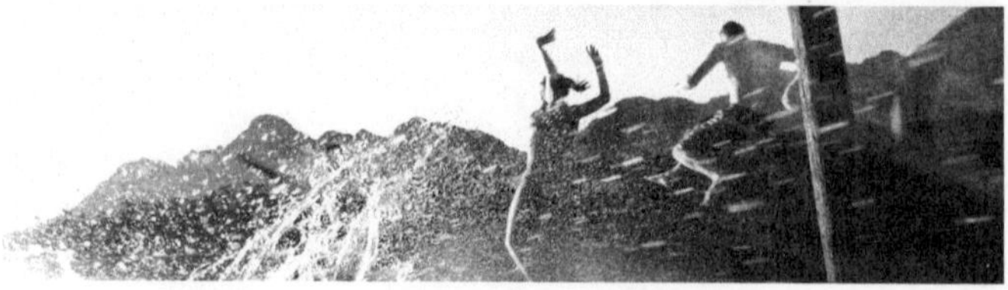

Um die ganze Welt des
GOLDMANN Verlages
kennenzulernen, besuchen Sie uns doch
im Internet unter:

www.goldmann-verlag.de

Dort können Sie
nach weiteren interessanten Büchern ***stöbern***,
Näheres über unsere ***Autoren*** erfahren,
in ***Leseproben*** blättern, alle ***Termine*** zu Lesungen und
Events finden und den ***Newsletter*** mit interessanten
Neuigkeiten, Gewinnspielen etc. abonnieren.

Ein ***Gesamtverzeichnis*** aller Goldmann Bücher finden
Sie dort ebenfalls.

Sehen Sie sich auch unsere ***Videos*** auf YouTube an und
werden Sie ein ***Facebook***-Fan des Goldmann Verlags!

www.goldmann-verlag.de
www.facebook.com/goldmannverlag

GOLDMANN
Lesen erleben